アルコール・薬物依存症の再発予防ガイド

—— ソブラエティを生きる ——

著
テレンス・T・ゴースキー
マーレーン・ミラー

訳
梅野　充

星和書店

Staying Sober

A Guide for Relapse Prevention

by
Terence T. Gorski and Merlene Miller

Translated from English
by
Mitsuru Umeno, M.D.

English Edition Copyright © 1986 by Terence T. Gorski and Merlene Miller
Japanese Edition Copyright © 2018 by Seiwa Shoten Publishers, Tokyo

Japanese translation rights arranged with Herald House/Independence Press through Japan UNI Agency, Inc., Tokyo

訳者まえがき

「ソブラエティ」とは「飲酒や薬物使用をすることなく，健康的に生きること」と要約できる概念です。この概念を扱っている本書を日本に紹介できることは訳者として喜ばしいことです。本書の出版以来，ずいぶんの年月が経ってしまいました。われわれが翻訳を志してからも長い月日が過ぎ，その間にわが国の依存症をめぐる状況にも大きな変化がありました。依存症の認知行動療法についても，薬物依存症の地域ケアや違法ドラッグの再犯予防の観点から，全国に普及してきています。

しかし本書にはわれわれにとって今なお揺るぎない価値があります。生き生きと描かれた依存症の再発（飲酒や薬物使用の再開）のありようと，それを予防するために本人に寄りそうように行われてきた治療的な創意工夫の数々が，ここには描かれています。とくに「CENAPSモデル」と呼ばれる，再発予防を認知行動の変容と自助グループの12ステップ・プログラムを統合して創案された治療モデルについては，現在のわれわれにとっても学ぶところは大きいと感じます。

わが国で依存症のご本人ご家族に真に寄りそう治療システムが整備されるようにとの祈りを込めて，本書を上梓いたします。

なお，本書の訳出にあたっては，多くの人のお力をお借りしております。特に，医療法人財団青溪会駒木野病院理事長・院長，菊本弘次先生にはお世話になりました。感謝申し上げます。

梅野 充

献辞

　本書をリチャード・ウイードマンに捧げる。彼は誰にも見ることができなかったものを見通し，本書を書き通し，さらにさまざまなことを成し遂げるだけのインスピレーションを与えてくれた。

謝辞

　本書に述べられている再発予防プランニングという概念の発展に貢献してきた人々は数多いので，すべてを列記することはできません。最も貢献の度合いが高い人々のみを挙げると，次のようになります。

　まずリチャード・D・ウイードマンに特別な感謝を捧げます。彼は現在，米国アルコール依存症治療プログラム連合会のコンサルタントを務めています。さらに北西イリノイ大学の心理学前教授であった故スタン・マーチンデールにも感謝します。リチャード・ウイードマンに指導を受けた初めの5年間に，再発予防プランニングの基礎概念ができました。スタンはゲシュタルト心理学と人間学的心理学の奥深いトレーニングを提供してくれました。これによって心理学における概念と，新しい再発予防プランニングの発想とを組み合わせることが可能になりました。ジム・ケレハーは，よきスーパーバイザーとして，そしてよき友人として，37項目にわたる警告サインを列挙するのに力を貸してくれました。

　またジェームズ・ミラン博士にも感謝したい。かれはミラン回復センターの主宰者であり，アルコール依存症の疾病概念について先駆的な業績を残しており，彼の神経学的な探求は，われわれの概念の発展にも大きく影響を与えてきました。また彼は，本書で示したデータに関して非常に有効な意見を

寄せてきてくれました。

　ニューヨーク州立医科大学の精神医学と神経科学の教授であるヘンリ・ベグライター博士は，再発に関する理論と再発予防プランニング法を科学的根拠に基づくものにしてくれました。G・ダグラス・タルボット医学博士は，本書の草稿に目を通してくれました。彼がアルコール依存症の症状の生理学的な理解に関する研究に取り組んだことで，再発の概念とPAWの症候学的概念とを結びつけることができました。

　過去6年間にわたって300以上の教育と治療組織が再発予防のトレーニングに出資してくれました。彼らには先見の明があり，新しく発展中の分野に興味を示すだけの勇気があり，再発予防法の成長と発展に直接，支援を与えてくださいました。彼らすべてについて述べるのは煩雑に過ぎますが，それでもここに特別に示したい人々がいます。

　シカゴのイリノイ中央病院アルコール依存症治療センター（現在のハイド・パーク地域病院）とイリノイ州ハーヴェイのインガルス記念病院は，1974年から1982年にかけて再発予防モデルの最初の臨床応用を行った場所です。ハル・トンプソン，ボブ・エドワーズとアン・ミラーの尽力によって，インディアナ州レバノンのコアラ・センターが1984年に最初に包括的な再発予防をこのモデルによって行いました。

　1986年にアシュリーにおいてマーチン神父による包括的な再発予防センターがオープンしました。マーチン神父，ロラ・マエとトーマス・アブラハム，ミッチ・トーマスと最近

加わったロバート・シェルトンが新しい方法を導入し，われわれに臨床を通じての改善策を示唆するのに重要な貢献をしてくれました。マーチン神父と協働できたことは誠に光栄なことでした。彼のもつ先見の明や支援はわれわれにとって大きな助けとなりました。彼のおかげでアシュリーはスピリチュアリティーと再発予防とを統合した再発予防プログラムの開発に先駆的な役割を果たすこととなりました。

ジョン・ハーニッシュはオハイオ州のウエストレイクのセントジョンとウエストショア病院の所属，トム・ヘディンはノースダコタ州アルコールと物質使用部門の部長，ダン・バームターは統合的発達研究所の所属，ジム・ポーターはデンバーのアルコールに関するマイル高等委員会として，リサ・ヘブンスはココモのハワード地域病院のメイプルウッドセンター長として，マージョリー・キンメルはオハイオのファースト・シティリカバリー・センターの責任者としてこの領域の種々の考え方に力を与えてくださいました。

ディック・エスクは海軍省の訓練官であり，回復予防自助グループと，アルコホーリクス・アノニマスや関連する自助グループがよって立つ原則とを調和させるための支援を行ってきてくれています。タミー・ベルはボルグ−ワーナー・ケミカルズの EAP（従業員援助プログラム）管理者として，われわれの治療理念を職域におけるアルコール依存の問題に適用するために尽力いただいてきました。

クラウディア・ブラックにも感謝を捧げます。彼女はこの

草稿を詳細に検討し，再発とアダルト・チルドレンとの関係性についての意見をくれました。本書には収載しきれなかった内容も多くありますが，彼女の発言やコメントはわれわれの考え方を形づくる助けとなりました。今後のわれわれの仕事に反映していきたいと考えます。

　スタンフォード・アルコール・クリニックのステファニー・ブラウン博士の業績は回復の発達モデルに関するものであり，彼女が草稿に注意深く批評的なコメントをしてくれたおかげで，われわれの治療的理念の理論的な基礎を明確にすることができました。

　トム・クランチとフランク・リズノーはそれぞれ NAADAC（National Association for Alcoholism and Drug Abuse Counselors：米国アルコール薬物使用カウンセラー連盟）の前会長と現会長ですが，草稿を読みコメントをいただきました。

　そのほかにも草稿を検討いただいた方々がいます。アル・グロッセンバッカーはＡＡ（Alcoholics Anonymous：「アルコホーリクス・アノニマス」アルコール依存症患者の自助グループ）の原則の観点から，ゲイリー・G・フォレストとはコロラド・スプリングスの精神療法会として，メリーランド州バルチモアのマックスウェル・N・ワイズマン医学博士とG・アラン・マーラットは，ワシントン州シアトルのワシントン大学嗜癖行動研究センター長としてそれぞれ草稿を検討いただいたことに感謝いたします。

ジョー・トロアーニはシカゴのリレット病院のアルコール教育センターのプログラム責任者として本研究に長時間関わり，われわれを力づけてくれました。彼が相談役として忍耐強く，献身的に関わってくれたことに多大なる感謝を申し上げます。

　ラッセル・ギルブレス，キャシー・ティジチーモ，マリー・ジョンソンとスーザン・ホールには原稿をタイプして多くの改稿を助けてくれたことに感謝いたします。アン・ディッカーソン，ジーン・ハーシュマン，アン・ウエルチ，ティム・マークウェル，ジャン・ハンキンス，ロリ・ロバーツとクレオナ・ガスリーは校正と草稿を繰り返し読んでコメントしてくれました。このことにも特に感謝いたします。

　ジャン・スミスとデビッド・ミラーへの感謝は言葉にすることができないほどです。彼らはわれわれの配偶者であり，本書を形にするために多大な貢献をしてくれました。われわれのために時間を与えてくれただけでなく，愛し，助け，力づけ，励ましてくれました。

　そして最も重要なのは，回復途上にあるアルコール依存者の方々への感謝です。彼らは日々，回復に向けて奮闘しているにもかかわらず，われわれ治療者にアルコール依存症ついて未知な点があり，治療法についても不明な点があるために，繰り返し再発してきました。ほかならぬ彼らの苦悩，勇気，強さと希望を通じて初めて本書で述べる再発予防プランニングは確立したのです。

目次

訳者まえがき　iii
献辞　v
謝辞　vii
緒言　1
はじめに　5

第Ⅰ章　アディクションの再発ということ　15

第Ⅱ章　アディクション　21

依存性をもつ化学物質　21
アディクション　23
離脱　28
経過　29
妄想的な思考　32
アディクション・サイクル　33
回復　35

第Ⅲ章　PAW（急性期後離脱症状）　41

PAWのさまざまな症状　43
PAWのパターン　53
PAWに対する治療　56

第Ⅳ章　回復と部分的回復　71

治療前段階　73
安定化段階　75
早期回復段階　76
中期回復段階　78
後期回復段階　79
維持段階　82
部分的回復　83

第Ⅴ章　回復と再発についての誤解 ―― 93

回復と再発におけるアルコールと薬物使用に関する誤解　94
再発の危険サインについての誤解　98
モチベーションについての誤解　100
治療に関する誤解　102

第Ⅵ章　再発プロセスを理解する ―― 105

アディクション代替物の役割　109
カフェインにある問題　111
再発における強迫的行動の問題　113
前向きのストレス解消 対 強迫的行動　116
再発プロセス　118
ソブラエティでありながら否認するということ　119

第Ⅶ章　再発症候群 ―― 123

再発症候群を食い止めること　131
再発の段階と警告サイン（外面的な機能不全症状）　133

第Ⅷ章　再発予防プランニング ―― 153

第Ⅸ章　再発症候群における家族の関わり ―― 167

共依存の再発警告サイン　172
家族のための再発予防　181

第Ⅹ章　再発予防自助グループ ―― 191

ミーティングのやり方　201

さいごに　207
補遺　再発予防自助グループのはじめの言葉　212
文献　214
著者，訳者　224

緒言

　アルコール依存症の本質が破壊的な疾患であることはよく知られています。アルコール依存症は人間の体，理性，感情そして魂を冒します。本質的にこの疾患は死に至る病です。この50年間に，幾多のアルコール依存症者がこの疾患を克服し，幸せに，効率的で生産的なソブラエティ（酒なしの健康的な生活）を生きています。しかし悲惨きわまりないことは，いったんは健康になったアルコール依存症者が再び飲酒することが多い，という事実です。

　いったんソブラエティのとば口にたどり着いたアルコール依存症者のうち，約半数は飲酒しないと言われています。そのほかの患者のうちの多くは一時的な回復を経て一回かそれ以上の再発（再飲酒）を経験し，その後にソブラエティを勝ち取り，死に至るまでソブラエティであり続けます。そしてさらにそれ以外の患者は，「回転ドア」と呼ばれる再発の繰り返しを何度も経験し，ソブラエティの生活と飲酒とを行き来します。そのうちには当然のことですが，死に至る場合もあります。

　テリー・ゴースキーはこの領域での仕事を始めた当初から「再発を繰り返す患者」の回復支援に取り組んできました。彼はこうした患者の一部には明らかに健康になることができない人々──つまり飲酒によるダメージが回復不可能なほど

に重い人々もいると感じてきました。しかしそれ以外の人々の中には，ソブラエティを獲得することができる人がおり，また援助によって回復が可能になる人々がいる，と感じました。その後，彼は15年間を費やして（現在も続いているわけですが）再飲酒を繰り返す多くの人々の記録を研究してきました。

　その成果が彼が提唱する再発予防のためのCENAPSモデルです。これはAlcoholics Anonymous（AA：「アルコホーリクス・アノニマス」アルコール依存症患者の自助グループ）とプロフェッショナルな治療を統合し，回復へのガイドマップを示したものです。彼も述べているようにこのガイドラインは本質的には新しいものではなく，AAにおける回復の知恵と過去数十年間での研究成果を組み合わせたものです。

　私は本書で述べられている概念を支持したい。非常に効果があるものなので，われわれはこのモデルに則ってアシュリーで包括的な再発予防センターを運営しています。本書は職業的なカウンセリングや医学的治療とAAの知恵をうまく統合したものです。

　私は本書と，これに則ったワークブックが患者を救うために有効であると確信しています。本書を理解して実践しようとすれば，一人ではできないとわかるでしょうが，希望を捨てないでいただきたい。再発予防の治療プランを提供する多くの治療センターが存在しています。

　どれほどのことがなされようと，依存症という致命的な疾

患によって命を落とす人々もいます。しかし再発という現象をどう扱うのかがわからないために多くの人々が亡くなっているのが現状です。再発予防は死に至る経過をとっている人々にとって非常に助けになる有効な新しいアプローチです。再発を繰り返しているアルコール依存症患者に対して，希望というメッセージをわれわれ自身が運ぶことが重要です。今や治療センターに対して，あらゆるアルコール依存症患者の中で最も重篤な人々の治療に力を尽くすべき倫理的な義務があることを伝える時です。私は本書が，これまでは希望がないと思われてきた人々を救う優れた方法を与えてくれると確信しています。

ジョセフ・C・マーチン神父
マーチン神父記念アシュリー
メリーランド州
ハバディグレイス

はじめに

　1970年代初期，私はアルコール依存症患者のためのカウンセラーとしてシカゴのグラント病院で勤務していました。1971年6月から，私は常勤職員として外来部門の責任者を任されました。この病院でのキャリアが短いために「予後良好な患者」についてはほとんど関わらせてもらえず，数限りなく治療を受けているにもかかわらず回復に至らないような最も治療困難な患者を任されることになりました。しかしこの時点で私にはまったく不安はありませんでした。どんな患者でも何とかなると思っていました。誰もこうした慢性的に再発を繰り返している患者には回復の希望がない，などと私には教えてはくれなかったからです。だから私は彼らが回復するものと単純に考えていました。
　取り扱う患者のほとんどが再発を繰り返してきた患者であったので，仕事は非常に過酷でありましたが，私はまもなく現実から学び始めました。
　私がわかった最初のことは，再発を繰り返している人は，およそアルコール依存症のカウンセリングや伝統的な心理療法が扱うべきあらゆる問題を経験している，ということでした。さらにAAのステップと伝統について私がそれまで勉強してきたよりもよく知っている人がたくさんいる，ということでした。みんな「ビッグ・ブック（訳注：AAで用いられ

る 12 ステップ・プログラムについて書かれた書籍）」や「12 のステップと 12 の伝統（訳注：AA で用いられる 12 のステップと 12 のルールについて書かれた書籍）」を知っていました。そして AA の原理を実践することで長く断酒を続けていました。ところが，幾ばくか，その原則が生活に生かし切れていない場合もありました。そうした人々は「自分は体質的に回復できないのだ」と感じていることが多かったのです。「ビッグ・ブック」の第 5 章で述べられている，不幸にして回復できない場合に自らをなぞらえていた人々です。

　それまで，私は直面化を中心にして治療を行うようにトレーニングされていました。ここで働くようになってすぐに，再発を繰り返す患者に対しては，直面化の効果がないことに気づきました。というのは，彼らに直面化を迫っている人々よりも彼ら自身の方が経験が豊かだからなのです。彼らは毎日のようにいろいろな人々からの直面化を受けていました。例えば，雇用主，妻，こども，治療者，カウンセラー，警察官などなどです。彼らが慣れ親しんできたのは，直面化にどう応じればよいのか，ということなのでした。

　私にすぐにわかったのは，こうした患者さんたちにとってみれば，治療者に対応するのは難しいことではなく，自分自身が再発を繰り返すという事実に対応することの方が難しいのだということです。彼らは自分自身を責め，落ち込んでしまいます。自己評価はいつも低いままなのです。

　数カ月こうした患者たちを治療していましたが，うまくい

くことはほとんどありませんでした。思い切って私は今まで身につけたアルコール依存症カウンセリングのものの見方を捨て去って，本当の専門家である患者さん方自身から学ぶことにしました。

　うまく整えられた治療計画を立てることをやめ，直面化を中心にしたやり方は捨て去り，細部まできちんと決まった治療プログラムを受けてもらうこともやめました。その代わりに単純明快なやり方をとりました。まず，患者さんには週に3回だけAAミーティングに出てもらうことにしました。

　次に，3時間の特別治療グループを工夫しました。このグループでは人との話し方を練習し，感情や情動をどう感じて言葉にするのか，グループ内での振る舞い方をどう決めるか，そしてグループでの経験を日常生活で起こる問題の解決にどう生かすのかを練習するようにしました。

　治療の3段階目は，個人の治療セッションを行って，特に再発の経験について思い出してもらうことにしました。一番最近のソブラエティ（断酒，しらふ）の始まりについて話すことから始めました。驚いたことにほとんどの人が前回の再発の前に既に，自らはアルコール依存症であって，治療プログラムを続けることが必要であるとわかっていました。それにほとんどの人がソブラエティを続けることを強く望んでいることにも驚かされました。かれらは再発したくはなかったのです。アルコーホーリクス・アノニマス（AA）にも参加し，専門カウンセリングにも通い，勧められた治療プログラムは

どんなものでも実践していました。電気ショック治療や嫌悪条件づけ療法（飲酒すれば嘔吐するよう強制される方法）を受けたことのある人もいました。自発的に何カ月間も閉じ込めてもらった人もいました。こうしたつらい努力にもかかわらず，また飲酒してしまっていたのです。

　こうした再発の既往を集めて，ソブラエティを実践し，アルコール依存症についての知識ももっている人々が飲酒に戻ってしまうプロセスを段階的に明らかにすることにしました。酒に酔って命を失うということを知っている人々が飲酒しようと決意するまでにどのようなことが起こるのでしょうか？

　こうして再発の既往を集めることでわかったのは，それぞれの患者さんで似かよったところがたくさんあったことです。ほとんどの人は同じような考え方，感情反応，行動や生活状況の時に再発していたらしかったのです。

　5，6名からの話を聴いた段階で，回復途上のアルコール依存症者の思考や感情を整理分類することは至難の業であろうと感じました。彼らは明確に考えたり，感情や気分の変化を語ったりすることができず，ともすればこうした経験を思い出すこともできないのでした。自分の経験を抽象化して再構成する能力も限られていました。初めの5，6名では，話を聴き取るのに6〜10時間くらいかかりました。みんなに覚えていない時期があり，長期間にわたって思い出せない期間がありました。時系列に沿って経験を語ることも大変に困

難でした。過去のある行動をどうして行ったのか尋ねても，理由を説明することはできませんでした。具体的に回想することはできても，抽象化したり，その他の生活状況の中でのその経験の意味を一般化したりすることはできませんでした。

　10名から再発の既往を聴取したところで結果を比較してみました。共通性を取り上げて私が自分で再発の警告サインと名づけたもののリストを作り始めました。新しい患者さんについて，これまでの経歴を尋ねることはやめて，このリストを示してあてはまる出来事を挙げてもらいました。この時点までに警告サインのリストは単語や短いフレーズで作成されてきていました。例えば，否認，防衛的行動，危険をあえて求める行動，などです。個人セッションの中で，それぞれの意味を説明してこれらを実際体験したかどうかを思い出す助けにしてもらいました。

　このリストを使ううちに，この方法が病歴を聴取する時間を短縮してくれることがわかりました。治療グループにおいても患者さんたちが自発的に次々と自らの再発リスクサインについて語るようになっていきました。過去にどのようなパターンで飲酒に至ったのかを理解するようになる方も多かったのです。今は飲酒していなくとも，同様のリスクサインが起こり始めると，それが自分でわかるようになっていきました。

　グループ療法は，それまでの心理学的な考え方に基づく成

長を目指すものから，もっと具体的に再発予防を目指す治療グループへと急速に変わっていきました。再発のリスクサインが何かを検討し，実生活でのサインを認識し，リスクサインから飲酒に進むプロセスを元に戻すための具体的な手順を明らかにするようになりました。

当時はまだわかっていませんでしたが，この3時間のグループ治療で個人的な再発プロセスの既往を扱い，AAへの参加も続けていることが包括的な再発予防プログラムの基礎となり，後の再発予防プランニングという治療にまとめられたのでした。

2年間外来部門のセラピストとして勤務するうちに118名の再発の既往を集めることができ，これらを詳細に検討することを始めました。最終的には37のリスクサインのリストができ，これら118の既往歴をエビデンスとする一般的な再発パターンを示すものとなりました。

1973年の6月に私はグラント病院からイリノイ州フォートシェリダンの陸軍省でEAP（従業員援助プログラム）の責任者として働き始めました。再発予防に関しても多くの取り組みを行いました。1974年の8月にはイリノイ中央地域病院（現在のイリノイ州ハイドパーク地域病院）のアルコール依存症治療サービス部門の責任者となりました。この頃には再発予防のメカニズムについて探求することができました。

1976年，私はイリノイ州ハーヴェイのインガルス記念病

院のアルコール依存症治療センター長となりました。そこで私はハリー・ハニング医師とともに働くようになりました。一緒に再発を繰り返す患者さんたちの治療に携わりました。これまで伝統的に行われてきたアルコール依存症リハビリテーションセンターでありましたが，再発を繰り返す人たちのためにどのような治療サービスが必要か，わかり始めてきました。

　スタッフは全員が再発予防の基本について研修を受けました。再発の問題でよく起こる，生産的でない態度や誤ったこだわりについて明らかになりました。強く直面化することはやめて，治療に参加しようという気がない患者さんと，参加する気はあるもののこれまでの治療が有効でなかった患者さんとを判別することから始めました。

　再発予防プログラムを受けた後では患者さんが再発することは減り，ソブラエティの期間が長くなることがわかりました。飲酒や薬物使用に戻ってしまったときにも再発の期間が短く，その結果生じる問題もより軽症になる傾向があり，別の方法による治療よりも良好な結果が得られました。われわれは希望をもち，高揚しました。

　1979年にマーレーン・ミラーが同僚となりました。彼女は教育と執筆の専門家です。そこで，再発予防プログラムを中心とする新しいカウンセリングのモデルの基礎となる知見をまとめ始めました。ASA（Alcoholism Systems Associates：アルコール依存症システム協会）という組織をイリノイ州

ヘーゼルクラストで立ち上げました。シカゴ地域でトレーニングを始め，全国レベルに徐々に拡げていきました。

1982年に『再発予防カウンセリング』という本を上梓しました。再発予防プランニングについての最初の成書です。本の前半では再発に関する理論を，後半では具体的な再発予防の手順について述べました。カウンセラー向けの本ではありましたが，自分の回復のために読んだという回復途上の方々も多くいました。

1980年代の前半にG・アラン・マーラットと同僚達による，シアトルのワシントン大学嗜癖行動研究センターにおける業績を知るようになりました。彼の業績は概念的には行動療法学派を源にしており，疾患モデルに依拠しているのではありませんでしたが，再発予防のための実際の治療技法ではとても似ていました。行動療法学派は，再発予防プランニングの効果を実証する多くの研究に貢献してきました。1985年にはG・アラン・マーラットとジュディス・R・ゴードンの編集による『再発予防』という本で実証研究の要約がまとめられました。

そして本書『アルコール・薬物依存症の再発予防ガイド─ソブラエティを生きる─』は，前著以来の再発予防という治療モデルをより良いものにしたいという努力の結果であります。回復を目指す皆さん方に直接，生と死とを分けかねない知見，つまり再発を避けてソブラエティを生きるための情報を生き生きと伝えたいと願って執筆しました。

マーレーンと私は，読者が本書を通して，この治療モデルの発展に直接的間接的に関与した数多くのアルコール依存症の方々の経験を分かち合っていただけることを願っています。

　本書はわれわれの経験を分かち合い，あなたに希望を届けるために書かれました。希望を見い出していただきたい。そのために一緒に旅に出ましょう。15年間にわたる経験の蓄積のエッセンスをまとめた本書という旅に。

テレンス・T・ゴースキー

第Ⅰ章
アディクションの再発ということ

　この本は再発についての本です。再発とはどういったもので，再発はどのようにすれば防ぐことができるのかについての本です。この本は混乱している人に対してはその混乱を鎮め，再発について楽観している人に対しては混乱させる目的があります。再発した人の多くは誤った信念の犠牲者で，防ぐ方法を知らなかったために再発したのであり，この本は混乱を鎮めてくれます。彼らは過去の再発のせいで自分自身を責め，未来の再発を防ぐには何をすれば良いのか知らないために絶望的になっているのです。彼らに希望を与え，間違った信念を修正し，繰り返し経験してきた再発から自由になるにはどのようにすればよいのか，正確な情報に基づいて援助するためにこの本を書きました。

　この本では，健康的に断酒・断薬を継続している状態（ソブラエティ）で快適に生活している人を混乱させるつもりはありません。しかし，何も知らずに楽観視している人に対しては，混乱を引き起こすことが目的なのです。それは酒や薬物をやめてミーティングに「足を運んで」さえすれば再発

を心配する必要はないと思っている人のことです。回復というのはさらにそれ以上のものであることに彼らは気づいていません。ミーティングに出席し，飲酒していないにもかかわらず未だソブラエティではない（生き方が健康的とは言えない）人は，本当に多いのです。彼らはただ単に飲酒または薬物使用をしていないというだけです。こういう人は再発の危険が高いのです。私たちは，再発の可能性に対して現実的に向き合うことだけが，再発を防ぐただ一つの方法であると言いたいのです。

再発というのは複雑なプロセスです。単純には説明できません。さまざまな側面から理解しなくてはなりません。私たちが説明しようとしていることを本当に理解して身につけるには，この本を繰り返し読んでいただく必要があります。すべてが重要であり，最初に何を扱えばよいのかを選ぶのは難しいので，この本を読んで何を得られるかについてこれから説明しましょう。

最初にアディクション（嗜癖，依存）の概念について検討します。逆戻りしていっているアディクションの状態を理解せずに再発のプロセスを理解することはできません。

再発はさまざまな嗜癖行動に当てはまる問題です。人はアルコールやその他の気分を変える薬物に耽溺する可能性があります。アルコール依存症者（アルコールという薬物に依存している人々）について再発に関する多くの調査がされましたが，同じ再発防止法がさまざまな嗜癖行動に対処できると

いう科学的な証拠が増えてきています。この本では，以下の言葉の意味はそれぞれ同じです。つまり，アルコール中毒，化学物質依存，アディクション，嗜癖や嗜癖性障害，また，アルコール中毒者，化学物質依存症者，中毒者，常習者という単語も同じことを意味します。

　この本はアディクションから回復した人々に対して書かれており，もしもあなたがその一人なら，あなたに宛てた本なのです。しかし，アディクションではない，またはこれまでそうではなかった人や，特にカウンセラーや家族の方々にとっても役立つものであると信じています。

　私たちはアディクションを生物−精神−社会的障害として論じるつもりです。これは，アディクションとは身体的障害（生物的）であり，また心（精神的）や対人関係（社会的）にも影響するということを意味しています。

　アディクションのある人は，依存性物質を使ったときだけではなく，使わないときにも異常な反応を体験することは長い間知られてきました。アディクションについて考えるとき，多くの人はさかんにアディクションに耽っている間に起こる症状だけを考えます。断酒・断薬しているときにも症状が現れる，ということは考えません。ソブラエティの状態で現れるこういった症状は回復期間のいつでも再燃しうるのです。これらの症状のいくつかについてはPAW（Post-Acute Withdrawal：急性期後離脱症状）の章で詳述するつもりです。PAWの危険性を低くするために役立つ管理手段も記載しま

す。

　再発を理解し予防するためには回復プロセスを理解し，また回復が不完全なときに何が起きるのかを理解することも必要です。私たちはこれを部分的回復と呼びます。普通の回復プロセスについて述べ，また完全に回復することを邪魔するのは何なのかに着目します。

　これからこの本があなたと一緒に探求していく再発について，誤解されている場合がかなりあります。こういった誤解は再発が起きる危険性を増すのです。このような誤解を正すことは再発につながる行動を変えることになるでしょう。
「再発」ということを考えるとき，多くの人は依存性物質を用いることだと考えます。もちろん，常習的な使用は再発です。しかしここ数年の調査により，再発のプロセスは常習使用が始まる以前に始まっているということが徐々に理解されてきています。人は飲酒や薬物使用をしないのに，ソブラエティのままで，問題が始まることがあるのです。判断や行動のコントロールがとれなくなることがあります。感情または身体の問題が進行することもあります。常習使用が始まる**前に**，または始まる**代わりに**ソブラエティの状態で問題が始まっていくことがあるのです。

　再発のプロセスとは，アルコールまたは薬物を再び使うことという古くから使われてきた概念を越えて，常用へとつながりうる態度や行動をも含むものである，ということがわかってきました。

再発のプロセスは回復から遠ざかる動きです。これは，もし回復期に苦痛や葛藤を感じているなら再発しているのだ，ということではありません。もしも回復することに注意を払わず，回復のためになることをしていないと，気づかないうちに再発するかもしれないということなのです。もしも部分的回復にはまり込んでいるなら，再発の危険性は高いのです。

　アディクションからの回復はアルコールまたは気分を変える薬物を安全に使うことなどできない，という事実を受け入れることから始まります。しかし，依存性の薬物が危険であるという認識だけでは不十分です。それらの使用をやめなければなりません。常習性のある化学薬品を使わないことは断薬です。しかし断薬だけでは充分ではないのです。断薬することは回復のプロセスが始まることに過ぎません。それは目標への手段 ── 普通の生活への手段です。耽溺することなく普通に暮らすためには，単に断酒・断薬すれば良いというものではないのです。

　アディクションにより起こる身体的，精神的，社会的ダメージを修正することは必要です。アルコールやほかの薬物，または嗜癖行動を必要とせず，健康で生産的な生活を送ることを学ぶことも必要です。依存症者は，何かに依存せずに人生に対処することを学ばなければならないのです。

　再発と回復は密接に関係しています。再発しそうになる経験がまったくないままでは，アディクションからの回復はできません。再発への傾きは，正常で自然な回復プロセスの一

部分です。恥じることではありません。オープンに正直に扱われる必要があります。もしもそのように扱われなければ，再発の危険性は大きくなります。再発への危険性は毒キノコやカビによく似ています。それは暗闇で最もよく育つのです。明確な判断という光の下では，再発の危険性はすぐになくなります。

　依存症者がソブラエティで経験する症状がとても重くなってくると，飲酒したり薬物を使用していないのにもかかわらず問題が始まってきます。AA ではこれらの問題が「ドライ・ドランク」として知られています。この本ではそれを再発症候群と呼びます。再発症候群の症状により生活がひどく苦痛なものになると，多くのアルコール依存症者はその苦痛からの一時的な解放を求めて飲酒したり薬を使うことを選びます。ほかの飲まない人たちでも，再発症候群に関連した重大な生活や健康上の問題が明らかになっていきます。

　あなたが経験しているような再発の予兆をしっかり自覚することで，ひどい結果になる前に再発症候群を妨げるのです。これは再発防止のプランです。この本の最終章では，再発防止プランについて説明するつもりです。またワークブックも入手可能で，再発防止プランを実践することや，自分自身で再発防止プランを立てる助けとなるでしょう。

第Ⅱ章
アディクション

　再発を理解するためには，依存症を理解することが必要です。自分自身のアディクションを知らないために，または再発を回避するための手立てを知らないために回復できないでいる依存症者がいます。アディクションの本質についての正しい知識がなければ，不適切で不完全な治療となってしまい再発にも陥ってしまいます。

依存性をもつ化学物質

　気分を変える薬物は，脳内の科学的な状態を変えることで脳の機能に変化を及ぼします。脳の機能が変わってしまうと，結果として身体的，心理的，行動的な変化を経験します。身体的，心理的，行動面でのこういった変化は社会的な関係にも変化を及ぼします。依存的に使用したかしないかによらず，気分を変える薬物はすべて，考える力を変えて，心や体にダメージを負わせて，行動や人間関係にも影響を及ぼす可能性

があります。こういった影響は，使われた薬剤，使用した人，薬を使用した状況によります。

　主な依存薬物は4つに分けられます。ダウナー（中枢神経抑制薬），アッパー（中枢神経興奮薬），鎮痛剤（麻酔剤），精神的変化を及ぼすもの(幻覚剤)。さらに下記のカテゴリーに分けられます。

1. ダウナー
    A. アルコール
    B. 睡眠に関係する薬剤（バルビタール系と，それと似た鎮静作用のある睡眠薬）
    C. マイナートランキライザー（リブリウム，バリウムなど）

2. アッパー
    A. アンフェタミン
    B. コカイン
    C. ニコチン（タバコ）
    D. カフェイン

3. 鎮痛剤
    A. 麻酔薬
    B. 麻酔薬由来のもの

4. 精神的変化を及ぼすもの（ハルシノゲン）
   A. 幻覚剤
   B. フェンサイクリジン（PCP）
   C. カンビノイド（マリファナ，ハッシッシなど）

アディクション

「アディクション」とは気分を変える物質に生物的，心理的，社会的に頼るようになってしまう状態です。アディクションでは，短い間の満足を得るために薬物を使います。しかし，依存には代償があります。アディクションは長い間の苦痛や不快を作り出してしまうのです。アディクションでは強迫的になったり，強制的になったり，コントロールを失ったりします。依存症の人は，薬物を使用していないときにも次に使用することを考え，計画し，待ち遠しく思うのです。これが強迫です。薬物を使用すると生活に支障をきたし，長い間苦痛に満ちた結果がもたらされるにもかかわらず，もう一度使いたいという強い気持ちに襲われるのです。依存症の人は，薬物を使用したために生じた苦痛を取り除こうとして，薬物を使うのです。こうやって薬物を使い続けることがさらに薬物を使い続けることになります。これがアディクションです。

依存性物質を使い続けると，さらに依存性物質を使うよう

になります

　アディクションは薬を選択することができないという点で，正しい薬物使用と区別されます。気分を変える薬物を使用することは一つの選択です。アディクションとは，薬剤の使用の正しい判断ができなくなり，頻度や量や目的の調節ができなくなってしまう状態です。すべてのアディクションは，薬を使うことから始まりますが，使用したからといって必ずしもアディクションにはつながりません。

　アディクションは体の病気です。ガンや心臓病，糖尿病といった長期間にわたって，身体的，心理的，社会的なダメージを被る慢性の病気としてきちんと分類されています。こういった病気に伴う犠牲と同じように，アルコール依存症は進行しやすい身体的な状態にあります。

　今日ではアルコール依存症は広く知られている病気ですが，つい最近までは心理的あるいは道徳的な問題と考えられていました。1950〜60年代のE・M・ジェリネック博士の研究[17]によってアメリカ医学会（AMA：American Medical Association），アメリカアルコール医学会（AMSA：American Medical Society on Alcoholism），アルコール依存についての国内委員会，アメリカ精神医学会，アメリカ家族アカデミーではアルコール依存症は病気であると認識されるようになりました。アメリカ心理学会，アメリカ公衆衛生学会，アメリカ病院学会，そして世界保健機構においても同

様にみなされています。

　アルコール依存症が病気であると考えている人々の中でさえ，アルコール依存症の始まりは心理的なものであるという確固たる考えをもつ人は多いのです。ジェームズ・ミラン博士[6,20]は，アルコール依存症は身体病であるという認識を広めました。アルコール依存症において，心理的・社会的要因はほかの慢性疾患と同じくらいに重要な働きをしてはいないということをミラン医師は強調しました。アルコール依存症は心理的な脆弱性から起こるという考え方に疑問を呈し，アルコール依存症になる人のアルコールへの身体的反応が，ならない人とは異なっていると提唱しました。

　近年の研究でこのことは明らかに証明されています。リーバー[31,32]，シュキット[34,35]らは，ほかの人たちに比べてより依存症に陥りやすい体質に生まれる人がいるということを指摘しています。

　アディクションが初めは体の病気であるとしても，個人の人生に影響されるし，また影響もします。こういったことから，依存症のことを生物－心理－社会的な病気であるということができます。「生物」とは体の生物学的なことを指します。「心理」とは心理学的なことです。「社会」とは人間関係のことを意味します。

依存症は生物－心理－社会的な疾患です

神経細胞を介したシグナル伝達に関係する脳内の化学物質の研究により，アディクションについての理解が深まっています。しかし，新しくわかりつつあることから，さらに新しい疑問も湧いてきています。脳内の化学的反応の全体のプロセスはきわめて複雑ですが，依存症の人の脳内の化学的な反応が依存症でない人とは異なっているということはとてもはっきりしています[21]。

　肝臓での代謝の研究からもたくさんのことが明らかになってきており，アルコール依存の家族歴のある人は，問題飲酒の始まる前からアルコール代謝（アルコールを壊し，体内から外に排出すること）が異なっているということがわかっています[34]。これらの研究はアディクションの遺伝子学的また遺伝学的基礎となっています。アルコール依存症の遺伝負因のある人はあらかじめアルコール依存症になるように運命づけられているのではありませんが，体のアルコールへの反応といった点からアルコール依存症になる危険性は高いのです[25, 26, 27, 29]。

　依存症になるにはアルコールや薬物を使用しなくてはなりません。アディクションの発病に必要である期間を越えてどれくらいの量のアルコールや薬物を使用するかということに遺伝的素因は影響します。アディクションになりやすい遺伝的なレベルは人によって異なります。少しの量のアルコールや薬物を短い間使用するだけでアディクションになる人もいます。長い時間をかけてたくさんのアルコールや薬物を摂取

しなければアディクションにならない人もいます[28]。

　ジャックは 19 歳の時にアルコールを飲み始めました。初めて飲んだとき，自分が思っていた以上の量を飲み，酔っぱらい，そのためにトラブルを起こしました。それからジャックは普通の飲み方をする日はありませんでした。26 歳までに，初飲からわずか 7 年で，ジャックはアルコール依存によるひどい病気となり入院することになってしまいました。後になってAAの話し合いでジャックは自分のことを「インスタントのアルコール依存症」といっています。
　一方で，ビルは同じ 19 歳で飲み始めましたが，彼が酔っぱらうことは滅多にありませんでした。彼がアルコールが原因で問題を起こすようになったのは 34 歳の時です。さらに 46 歳まで飲酒が原因のひどい問題を引き起こすことはありませんでした。ビルのアルコール依存症が明らかになるまで 15 年間，彼は見た目は普通の飲み方をしていたのです。

　人は大抵，**心理－社会的**な理由でお酒や薬を始めます。気分を良くしてくれるため（心理的な理由），ほかの人が飲んでいるため，所属感を得るため，そうせざるを得ないため（社会的な理由）に飲みます。
　しかし依存症になるのは**身体的**な理由によります。耐性が形成されていきます。つまり同じ効果を得るためにさらに多くの薬物が必要となるのです。体の細胞はより高濃度の薬物

に慣れ，薬物があるときに正常な働きをするようになります。こうして依存となるのです。体は薬物を必要とし，薬物がないと身体的な離脱に陥り，不快感を引き起こしたり病気となってしまいます。

　良い気分になるために多くの薬物を使用すると，感情や状況，ほかの人とうまくやっていったり経験する効果的な方法をとらなくなります。その他の対処方法をしなくなって ── あるいは忘れて ── しまいます。依存は体と同じように心理－社会的になるのです。生活のすべてが影響されるのです。

離脱

　依存症の人が飲酒や薬物使用をやめたときにひどくなる苦痛のことを離脱と呼んでいます。離脱も生物－心理－社会的なものです。離脱に伴う苦痛は，身体的なダメージと依存物質を体が渇望することから生じます。離脱はまた，生活をうまくやっていくための方法（依存的な薬物使用）を失ってしまうことへの心理的な抵抗によっても引き起こされます。さらに苦痛は社会的でもあり，依存的になっている生活をやめないといけないことからも生じます。

　身体的な離脱には2つの段階があります。最初のものは早期離脱と呼ばれ，3～10日続きます[20]。かつては離脱の苦しみは数日でなくなると考えられていました。しかし最近

の研究では，離脱は長期であり，数カ月，場合によってはソブラエティになってからも数年続くことも指摘されています[125, 108, 122]。この長期の離脱は，急性期後の離脱（PAW）といわれており，後ほど詳しく説明します。

経過

依存症者は，アルコールまたは薬物使用による一連の症状を呈し，これらは予想できます[15, 17, 19, 20]。これらの症状は3つの段階を通して進行していきます[17]。早期段階では，依存的な使用か依存的でないかを見分けることはとても難しいことです。表面に現れる症状がほとんどないからです。しかし，体は徐々に変化し，お酒や薬物を定期的に摂ることに慣れていきます。早い段階でのアディクションの主な症状は，耐性が形成されることです。依存症になりつつある人は，耐性のためにひどい症状なく，次第に多量のアルコールや薬物を摂ることができるようになるのです。

依存症の進行
1. 初期段階——耐性と依存性が形成される
2. 中期段階——次第にコントロールできなくなる
3. 慢性段階——生物ー心理ー社会的な健康が損なわれる

「自分でお酒（やマリファナやジアゼパム）をコントロール」できるかどうかを目安に自分が依存症になりつつあるかどうか気がつくのはとても難しいことです。問題が何であるのかわからないために，最初の前兆の段階での早期診断はできません。すぐに機能の不全が現れる病気は多いものの，早期段階では依存症患者であっても薬物を使用することで気分が改善でき，さしたる問題はないのです。

　その後の経過を通して，身体的，心理的依存は表面には出てこないものの徐々に進み，お酒や薬物を使いたいという渇望が現れ，お酒や薬物が必要不可欠になってきてしまいます。大量の薬剤に耐えられるように肝臓や神経細胞が変化していくにつれて，同じ効果を得るためによりたくさんの量が必要となってきます。摂取量が増えることで肝臓はダメージを受け，脳内の化学伝達は変化し，次には耐性が弱まってきます。

　ビルはとうとう治療を始めなくてはならなくなってやっとびっくりしました。「自分がこんなにひどい病気だったとは信じられない」とビルは言いました。「問題は目の前にありました。変化がとても遅かったため，自分の飲酒の仕方がこんなに破滅的であったとは思いもしませんでした」

　アディクションの中期段階の特徴は，コントロールの喪失ということです。酩酊したり問題を起したりすることなく，同じ量のアルコールや薬物を摂取することができなくなって

しまいます。使用しないことが苦痛になります。当初はアルコールや薬物を使わないでいれば苦痛が改善しました。しかし，依存症の人はアルコールや薬なしではうまくやっていけなくなってしまうのです。

　家族や友人も問題に気がつき始めます。仕事，健康，結婚，法律的な問題などが生じます。しかし，家族や友達は，その人が無責任に行動しているだけだと考えがちです。依存症の人がわざと問題行動をしているのではないということがわかりません。これもこの病気の一つの側面です。依存症の人は，自分の意思ではアルコールや薬物を正しく使用することができなくなっています。続く問題や病気の進行に代わる唯一の方法は，治療と断酒・断薬です。

　アディクションの慢性期は身体的，心理的，行動面，社会的，精神的な面すべてにおいて機能を損ねることで特徴づけられます。この段階では体のすべてのシステムが影響を受けます。脳，肝臓，心臓，消化器がダメージを受けることもしばしばです。良い気分になろうとして薬を使っているときと同じように気分が揺れ動きますが，心地良い状態を続けることはできません。だんだんアルコールや薬物が生活の中心になり，行動のコントロールはますます効かなくなっていきます。飲酒や薬物使用をやめるための行動がとれなくなってしまいます。アルコールや薬物を使用するようになると，使用することとそれから回復することが，依存症者の日常生活となってしまうのです。飲んでいる時は，ソブラエティでは決

してしないようなことをしたりします。ソブラエティでいるときでさえ,使用することをごまかすような生活をするようになります。約束を破り,会合を忘れ,嘘をつきますがこれはすべて飲酒をしたり薬物を使用するためです。孤独になることもよくあります。友人や知人は,依存症者の行動が困らせるようなものになったり攻撃的になったりするために,離れていきます。生活が飲酒や薬物使用のための欲求で過ぎ去ります。お酒や薬物を求めることがライフスタイルとなってしまうのです。

否認の基礎
1. 早期段階――目につく問題はほとんどありません
2. 中期段階――問題はまだ依存的な使用とは関係がありません
3. 慢性段階――ひどい状態になり理性的には考えられません

妄想的な思考

アディクションは慢性の病気です。徐々に進行し,アディクションの人は病気に慣れていくので,病気でありながらもなんとかやっていけるのです。アディクションという病気に代償を払い,慣れていくプロセスに気がつかないので,長い

間病気であることを否定し続けます。病気を否定することは，現実を損なわせる神経学的な機能低下，記憶の空白を作るブラックアウト，知覚と記憶に中毒をもたらすことで，よりひどくなります。

　初期の段階では身体的にも行動面でも問題がないため，依存症の人はアディクションの存在を否定します。中期段階では，問題を飲酒や薬物使用と関連づけようとしません。慢性段階では，うまく考えられなくなり，判断も鈍くなります。否認，苦痛，否認，出口のない飲酒，薬物使用に陥った生活の苦痛に満ちた現実を否認し，回復に向かう気持ちをもつこともできません[62,63,66]。

アディクション・サイクル

　依存症の人が抜け出られなくなるアディクションのサイクルについて述べてきました。このサイクルについて，またそのサイクルに陥ってしまったらどうなるのか詳しく調べてみましょう。

アディクションサイクル
1. 短い期間の満足
2. 長い期間の苦痛
3. 依存的な考え方

4. 耐性の増強
5. コントロールを失う
6. 生物―心理―社会的ダメージ

1. **短い期間の満足**：初めに，短期間ではありますが満足が得られます。そのときは気分が良いのです。薬剤使用や行動が自分には良いものだと確信しています。

2. **長い期間の苦痛と機能不全**：短い間の満足の後には長く続く苦痛があります。苦痛は身体的な離脱のために起こることがありますし，薬物なしで心理―社会的にうまくやっていくことができないことから生じることもありますが，依存的な薬物を使用した結果です。

3. **依存的な考え方**：長い間の苦痛と機能不全によって，依存的な考え方をするようになります。依存的な考え方は<u>強迫</u>と<u>強制</u>から始まります。強迫はアルコールや薬物を使用することで得られるポジティブな結果のことを考え続けることです。強制とは，使用することで長い目でみると自分がダメージを受けることを知っていながらも，効果を得るために薬を使用しようとする理性的でない衝動や渇望のことです。そして，使用を続けるために，<u>否認</u>や<u>理屈づけ</u>をするのです。否認すると，問題があることに気がつけません。理屈づけをすると，問題を使用することよりもほかの状況や人のせいにしてしまいます。

4. **耐性の増強**：何が起こっているかわからないでいると，

始めと同じ効果を得るためにより多くのお酒や薬が必要となります。

5．**コントロールの喪失**：強迫と強制がひどくなると，ほかのことを考えることができなくなります。強迫のために感情と情動は素直ではなくなります。しまいには使いたいという衝動が強くなり，それに抵抗できなくなるまでストレスが強くなり，不快に感じるようになります。一度依存を形成する薬物を使用したり，依存的な行動をとると，サイクルは回り続けるのです。

6．**生物－心理－社会的なダメージ**：最後には体（身体的な健康），こころ（心理的な健康），他人との関係（社会的な健康）の健康にダメージがもたらされます。苦痛やストレスがひどくなるにつれて苦痛から逃れようとして，依存的な薬物を使用したり，行動をとる衝動が強まります。抜け出せない落とし穴です。良い気分でいるために依存的な使用が必要になります。依存的な使用をすると，身体的，心理的，社会的に自分を傷つけているのです。このダメージは，使用への欲求を強めるという苦痛もひどくします。

回復

完全な断酒・断薬がアディクションからの回復には必要です。量を減らす，という約束は守れない約束なのです。どの

ように使用しても，アディクションは治らないままでしょう。断酒・断薬は回復に必要な第一歩なのです。

　スーザンは完全な断酒・断薬の必要性に反感を持っていました。「私は自分の使用をコントロールできると思っていたんです」と彼女は語りました。彼女は完全な断酒・断薬の必要性を受け入れるまで，5年間コントロールして闘っていました。「私はこれまでの人生で，ほかの何よりもアルコールと薬物使用をコントロールすることに対してより一層の努力をしました。そしてそんな努力にもかかわらず，私は何度も失敗し，困難に見舞われました。最終的に，どうしてコントロールすることがそんなに重要なの？　と自問しなければなりませんでした。その答えは簡単でした。私は化学物質依存症で，どんな犠牲を払っても薬物を使用したかったからです」

　しかし，断酒・断薬それだけでは回復ではありません。ほとんどの場合，何らかの治療法に則って行わなければ，断酒・断薬を長期間成し遂げるには不十分です。志のある多くの化学物質依存者は正直に断薬しようとしてきましたが，外部からの手助けがないと成功しませんでした。
　治療の第一段階は解毒です。毒物を身体から除去するのです。化学物質が除去されるときに現れる急性離脱症候はとても重篤になることがあります。離脱は医療的な問題であり，医者によって治療されるべきです。解毒の通常の方法は薬物

代謝産物を処理し，離脱症候が治まるまで薬物量を徐々に減らすことです。薬物代謝産物も除去されて薬物が体内に皆無の状態になるまでは，完全に解毒されてはいないということに注意しなければなりません。

解毒だけではアディクションに対して充分な治療とはいえません

　解毒だけでは充分な治療とはいえません。断酒・断薬を維持するためにはそれ以上のものが必要です。アディクションは人生のあらゆる側面に影響します。だからこの疾患には包括的な治療が必要です。回復には長期間の身体的，心理学的，行動的，社会的，そして精神的な変化が必要なのです。教育は治療の一環として大切です。アディクションからの回復には自己管理が必要なので，疾患について，そして疾患をどのように管理するかについて学ぶことは必要不可欠です。

　個人そして集団カウンセリングは──病院においては入院患者または外来患者プログラム，また病院ではない場所で──治療の不可欠な要素です。ソブラエティの状態と長期間の回復を維持していけるようにすることがカウンセリングの目的です。アディクションの原因（感情や家族の問題といったもの）を探ることは，非生産的な場合が多いです。アディクションを何かのサインとしてではなく，それが主な病態なのだと理解する治療は，最も効果的であるとされています。

AA（アルコホーリクス・アノニマス）はアルコール依存症に対して唯一，最も効果的な治療法です。多くの人はほかのどんな治療法よりも，AAプログラムによって回復してきました。だからこそAAはアルコール依存症のどの治療にも不可欠なのです。他のアディクションに対しても同じような自助グループがあります。

　しかし回復早期では，自助グループの援助だけよりも，より広範囲に及ぶ，またはもっと専門的な援助が必要であることが多いのです。身体的に疾患のある場合は，内科的な治療が必要となります。中には回復を始めるための断酒・断薬を充分長く維持するために，保護的な環境が必要な人もいます。

最も有効な治療はAAの12ステップと専門のカウンセリングや治療を結びつけたもの

　回復しつつある人はそのプロセスで，特別な問題に何度も直面するでしょう。経済的困難，夫婦問題，感情や精神的問題，またはアディクションの直接の結果である行動面での問題が挙げられます。これらの問題は自助グループの援助だけでも改善するでしょうが，専門的なカウンセリングや治療を受けることでより早く，効果的に問題が解決することは実証されています。最も有効な治療形態は，自助グループと専門治療を結びつけたものです。

　長期離脱サインに対処することが，ソブラエティを続ける

ための基本です。その対処には，記憶力や明快な思考，そして感情や情緒が障害されることを理解し，受け入れることが含まれます。また長期離脱サインに関連した羞恥心，罪悪感，狂うのではないかという恐怖心を克服することも含まれます。ストレスを減らし処理すること，記憶力を再トレーニングすること，バランス良く生活することも含まれます。

　ソブラエティでいることは健康への基本であり，健康でいることはソブラエティへの基本です。回復しつつある人にとって健康体でいるための第一ルールには，すべての気分変調薬を断薬していることが含まれます。これは処方箋なしの薬でも処方薬でも同じで，例えそれが重い健康問題に対処するために絶対必要なものであってもです。だから医者やアディクションカウンセラーのもとで，かなり慎重に扱われる必要があります。

　栄養のある食事は回復に不可欠です。栄養不良状態とアルコールや薬物が身体にダメージを与えてきており，それは栄養バランスのとれた食事で回復するに違いありません。回復途上の人はストレスに敏感なので，味の濃いスイーツ，カフェイン，ニコチンといったストレスを作り出すようなものは避けるべきです。運動は身体の調子を立て直し，維持するために大切です。有酸素運動はストレスを減らし，処理するために特に効果があります。回復中の人はみんな，リラックスするための時間を生活の中でもつべきです。リラクゼーション運動は身体のバランスを保ち，ストレスホルモンの生産を減

らします。気晴らしや娯楽もまたリラックスし，健康と安定した生活のためになります。

　回復にはアディクションが原因となった家族，仕事そして社会的な問題を解決することが必要になります。また回復には，新しくてより有意義な社会のネットワークを発達させることも含まれます。家族も回復プログラムの一部を担わなければなりません。彼らも薬物使用によって，本人と同じく機能障害になってきたのです。家族の役割，規則や行事は再び明確にされ，組み立てられなければなりません。コミュニケーション技術はソブラエティの状態で学習しなければなりません。家族全員が一緒に回復する必要があるのです。

　AAが「スピリチュアルプログラム」として示しているものが何なのかがわからないままでは，アディクションから回復するのは困難です。AAの原理ではアルコール依存症者は彼らの状況に対して無力であり，ハイヤーパワー（自分を超えた大きな力）を受け入れるまでは人生に対応できないと教えています。人生とは健全な生活，精神的に高揚するような対人関係，自分の殻から抜け出してほかの価値観に身を任せること，精神的な成長を含みますが，それは長期にわたる健康とソブラエティの生活を支えてくれます。断薬が中心の価値に基づいて人生を新しく方向づけることは回復には欠かせません。アルコールや薬物の使用につながるような生き方は，ソブラエティにつながる生き方ではないのです。

第Ⅲ章
PAW（急性期後離脱症状）

　一般的にアルコール症といった場合，飲酒による症状は考えやすいのですが，ソブラエティになることで出てくる症状については思いつかないことが多いようです。しかし，お酒をやめたことで現れる症状，特に，断酒後数日以内で出現する急性離脱症候群ではなく，その後に出現する離脱症状（以下，PAW（急性期後離脱症状））こそが，断酒・断薬の生活を続けることを非常に困難なものにしています。アルコール回復者の75〜95%で脳の機能不全が認められるといわれています[150]。最近の調査では，アルコールあるいは薬物関連の脳障害を伴う長期PAWが再発の要因になっている可能性が高いと報告されています[141,105]。

　PAWとは急性期離脱症候群の後に出現する症状を意味しています。「**後期**」とは急性期「**以後**」という意味であり，**症候群**とは一連の症状をまとめたものを意味します。

症候群：一連の症状をまとめたもの
Post：「〜の後の」

PAW (Post-Acute Withdrawal）：急性期を過ぎた後に起きる症候群

　PAWはアディクションで認められる一連の症状であり，依存性物質の摂取をやめた結果として出現するものです。アルコール依存症では，急性の離脱症状が治まった後，断酒後，通常7日から14日の間に出現してくるのがPAWです。

　PAWは，生物学的要因，心理学的要因および社会学的要因に基づく症候群です。アルコールや薬物による神経系への障害（生物学的要因）と，薬物やアルコールなしの生活に対処するために生じる心理・社会的なストレスから起こります。

　回復は非常に大きなストレスを引き起こします。物質依存症者の多くは，アルコールや薬物なしでストレスとつき合うことを学習していません。ストレスは，脳の機能不全を悪化させ，症状をより重症化させます[39,40]。PAWの重症度は二つのことで決まります。一つは，依存によってもたらされる脳の機能不全の重症度，もう一つは回復に伴う心理社会的なストレスの総量です。

　PAWは，通常，断酒・断薬の3～6カ月後にピークに達します。脳へのダメージのほとんどは回復可能なものです。このことは，適切な治療を受けることができれば主要な症状は早期に消失するということです。ですから，怖れることはないのです。適切な治療と断酒・断薬の生活が続けば，障害の有無にかかわらず健康的な生き方を学び取ることができま

す。ただし，すぐに適応できるわけではありません。健康的な回復プログラムを併用した場合でも，神経系の障害の回復には6カ月から24カ月を要します。

PAWのさまざまな症状

「自分がPAWなのかどうか」はどうしたらわかるのでしょうか。最も目安となる特徴としては，日常的で単純な課題に対する解決能力の低下があります。その原因となるPAWの症状として，思考のくもり，記憶の問題，情動面における過剰反応と無反応，睡眠障害，体調管理の問題，ストレス対処能力の低下の6種類があります。これらの症状による課題解決能力の低下は自己評価の低下につながります。能力がなく，恥ずべき人間であり，そして「大丈夫じゃない」と感じている人間。自己評価の減弱や失敗に対する恐怖心は，生産的な目標を掲げ，そこに進もうとする生活を邪魔します。それでは課題解決能力の低下をきたすPAWの各症状についてみてみましょう。

PAW症状のいろいろ
1. 思考のくもり
2. 記憶の障害
3. 情動面における過剰反応と無反応

4. 睡眠障害
5. 身体的調整能力の障害
6. ストレスへのぜい弱性

🌸 思考のくもり

　回復途上者がPAWの活発な時期に経験するいくつかの思考障害があります。知的能力そのものは影響を受けません。いってみれば，時々頭がうまく働かないという状態です。あるときは問題なく働くのに，あるときはうまくいかない。最も一般的に認められる症状として，数分以上は集中力が続かないというものです。また，抽象的な推測が困難となるのも，PAWではよく見られる症状です。抽象化というのは，固まった考えや思考ではなく，手につかむことができない，あるいは写真に撮ることのできない，そして箱に納めることのできないものです。抽象的な概念を取り扱う際に集中力の問題はより顕著になります。

　そのほか，柔軟性に欠け，同じことばかり考えるというのもよく認められます。同じ考えが何回も何回も頭を巡り，順序立てて思考を組み立てようとしても，堂々巡りの考えから抜け出せなくなるのです。

🌸 記憶の障害

　回復途上の人に，非常に多く認められるのは短期記憶の問題です。何かあることを聞いて理解したとします。しかし

20分もするとそれを忘れてしまう。誰かから指示を与えられると，そこでは自分のすべきことが間違いなくわかります。ところが，その場を離れると記憶したことがあやふやになったり，完全に消えてしまいます。

　ある人は，ストレスのかかる場面になると，過去の重要な出来事を思い出せません。それらの記憶がなくなったのではありません。というのも，ストレスのないときには，苦もなく思い出せるからです。ですから忘れているわけではなく，緊張する場面に限って思い出せないということが明らかなのです。

　アルコール依存症のジャンはAA参加中にこの症状が出現します。彼女は「AAで自分の話をしようとするとうまくいきません」といいます。「私が酒浸りになる以前に起こった出来事を思い出せなくなるのです。出てくるのは酒浸りの時期のことばかりです。ですから自分の人生をまとめて話すのが，私にはとても難しいのです。自分の話なのに断片的にしか思い出せなくなるのです。確かにそんなことがあったということは思い出せるんですが，それがいつの出来事かとなると混乱してしまうのです。緊張していなくて一人でいる時なんかはちゃんと思い出せるのに，ミーティングでいざ話そうとすると緊張してしまって思い出せなくなることが何回もあるのです。

　記憶の問題があるために，回復者は新しいスキルや情報を

学ぶのが困難になっているともいえます。新しいスキルを学習するためには，まず必要な知識を身につけ，身につけた知識を基にさらに構築していくということが必要となります。記憶の問題は，身につけた知識を基盤にして組み上げようとする時の大きな障壁となるのです。

情動面における過剰反応と無反応

　断酒・断薬期間中に情動面の問題を抱えている人は過剰反応しがちです。通常なら，強度でいえば2ぐらいの情動的な反応を引き起こす事柄で，強度10で反応してしまいます。まるで計算機のかけ算ボタンを押し続けるように強い反応になります。後から考えれば本当に取るに足らない出来事に，過剰に腹を立てていることに気がつきます。必要以上に心配したり興奮してしまっていると感じます。さらに，この過剰反応が，神経系にその対応能力を超えるような負荷を加えてしまうと，今度は情動面はシャットダウンされてしまいます。このような状態になると，情動的に無感覚になり，何も感じなくなります。そして，ある感情を抱くべきときでも，感情が働かなくなります。すなわち，わけのわからないままに，感情の振り子が過剰反応という極から無反応という極に揺れてしまいます。

睡眠障害

　回復途上者のほとんどが睡眠障害を経験します。一過性の

睡眠障害もあり，終生続くものもあります。回復初期に最も頻繁に認められる睡眠障害は不自然で不愉快な夢です。そのような夢を見ると，必要とする睡眠獲得に支障をきたします。しかし，断酒・断薬を継続していく中で，悪夢の頻度も強度も軽減していきます。

　マイクは周期的に断酒と飲酒を繰り返していました。断酒期間は通常は数カ月続いていました。断酒している期間，悪夢に悩まされ十分な睡眠が取れませんでした。彼の妻は次のように語りました。「マイクの見ていた悪夢が，飲酒とか断酒とかお酒に関係していたとはまったく考えていませんでした。マイクは，その頃，何度もよくうなされてはベッドから飛び起きていたものでした。私が目を覚まさせて，なだめてあげられるときもあったのですが，そのときには，マイクはどんな夢を見ていたかは覚えていないのです。ただ，怖い思いをしたということだけは覚えていました。断酒が一年続いた後からは，マイクはめったに悪夢を見なくなりました。そのときになって初めて，つらい夢と飲酒が関係していたんだとわかりました」

　不自然な夢を見ないとしても，寝つきが悪かったり，十分な睡眠時間が得られないことがほとんどです。あるいは，以前と睡眠パターンが変わってしまうこともあります。一度に続けて長時間眠るようになるとか，以前とは違う時間帯に眠るようになるとかです。このような変化は時に生涯にわたり

「正常」なパターンに戻らないこともあります。しかし，大多数の人は，さほどの困難を感じることなく，新たな睡眠パターンに徐々に適応していきます。

身体的調整能力の障害

　PAWの中で，他の症状に比べて頻度は少ないものの，非常に深刻な症状は身体的調整能力の障害です。一般的な症状として，めまい，平衡感覚の乱れ，手と目の共同運動の問題や反射の低下があります。その結果，ぎこちない動きになったり事故などにもなりやすくなります。これは「ドライドランク」（飲酒しないで起こる酩酊状態）という言葉で表現される状態です。アルコール症の人が，実際には飲酒していないにもかかわらず，よろけたり動きがぎこちなかったりしてあたかも酩酊しているように見える場合，これを「ドライドランク」と呼んでいます。彼らは飲酒していないのですが，外見上は酔っ払っているようです。

ストレスへのぜい弱性

　ストレスに対する対応能力の障害は，PAWを最も悩ましいものにし，深刻化させるものです。回復途上者はしばしば自分の置かれた状況がストレスの高いものであるのか低いものであるかの区別をつけられません。彼らは，その状況がストレス段階としては低いものとは認識できないことが多く，ストレスがかかっているとなると，それだけで過剰に反応し

てしまいます。普段なら気にならないような状況でストレスを感じることも多く，加えて，その対応は過剰なものとなります。それらの状況にはまったく不相応な動きをしてしまう場合もあります。後になってから，どうしてそんなに激しく反応してしまったのかと，自分自身でも本当に首をかしげることも少なくありません。

　さらに物事を一層複雑にしているのは，高いストレスがかかるとほかの PAW のすべての症状が悪化することです。ストレス上昇と PAW の重症度には直接的な関連が認められます。お互いでお互いを強めてしまいます。PAW の悪化はストレスを生み，ストレスは PAW を悪化させ，より重症度を上げてしまいます。ストレスが低いときは，PAW の症状は改善し，**完全に消失してしまうことさえあります**。十分な休養と安静，適切な食事摂取，良好な人間関係が揃っているときは好調に見えるでしょう。思考もはっきり，気分は適切で記憶は大丈夫でしょう。ところが，高いストレスがかかると脳は突然働かなくなります。思考の障害，不適切な気分，記憶の障害に悩まされ始めるでしょう。

　もし思考が混乱し，混沌としてきたり，集中できなくなったら，もし，記憶の問題や課題を適切に処理できなくなると，このまま発狂してしまうのでは感じるかもしれません。しかし，そんなことはありません。これらの症状は回復の一部分ともいえるもので,断酒・断薬の継続と回復プログラムによって改善しうるものなのです。もし，このことをしっかり頭に

入れておかないと，いたずらに自分を恥じ，罪責感を募らせることとなり，自己評価を下げてしまいます。そして，このことを理解していなければますます孤立してしまい，孤立は新たなストレスを生みだし，PAW を悪化させるのです。起こっていることをしっかり把握していれば，このつらい悪循環に陥る必要はないのです。心と身体が癒されつつ，PAW の危険性を軽減する方法を学び取っていこうとするほど，PAW の再燃が切実な問題として迫っているとしても，生産的で意味のある生活を手に入れることは可能となるのです。

　依存によって引き起こされたダメージから回復するためには断酒・断薬が必須です。しかし，ダメージそのものが断酒・断薬を継続することへの障害となります。このことは，回復プロセスを矛盾したものにしています。アルコールは依存によるダメージが生み出した症状を一時的には改善します。アルコール依存症者が酒を飲むと，つかの間，頭がクリアになり，つかの間，正常な感覚や気分をもてるようになり，つかの間の健康を味わうことができます。しかし，残念ながら次第に飲酒を制御することは不可能となり，上記の感覚や機能を破壊してしまいます。

　したがって，PAW を軽減するためにはありとあらゆる手段を講じなければなりません。PAW を理解すること，そして自分自身が無能でもなく，狂いもしないということを認識しなければなりません。PAW がストレスに対して過敏であることから考えて，ストレスレベルが低い段階のうちに

PAWについて学習し，離脱症をコントロールする方法を身につけなければなりません。そうすることで，症状を予防したり，症状が出現した際に十分対応できるようになります。

次にいくつかPAWの例を示しましょう。PAWがその人自身にも気づかれないままに，生活にいかに影響を与えたのかを示すものです。

レイは若い未婚のアルコール依存症の回復者途上者です。レイは22歳で断酒し，ソブラエティになったことで広がった前途に胸を高鳴らせていました。初期の治療を終え，回復に向けて自分の人生を再建し始めました。酒浸りになって無駄にしてきた時間を必死で取り戻そうとしていました。フルタイムの仕事に就き，大学に入学し，さらにいくつかの奉仕活動にも身を委ねました。

しばらくすると，宿題がはかどらなくなっていることに気づき始めました。一度は，難なく実行し理解できていたはずの事柄に混乱してしまっていたのです。経済的にも破綻を来たすようになっていました。レイの世話人が事態を整理できるよう援助を使用しても，レイは混乱し，圧倒されてしまっていました。いろいろな考えが頭に押し寄せてきて，順序立てて考えを整理できません。「大学の経済支援係の職員が，奨学金のこと借金のこと利息のこと必要な記入事項のことを説明してくれるのですが，私は混乱してしまって何も耳に入らなくなっていました。いろいろなことが全部，頭の中でいっせいにぐるぐる回り始め，いたたまれなくなりました。私は立ちあがり，経済支援を受けるための書類に

何も記入できないまま立ち去ってしまったのです」

　絶望の中で，そして飲み始めてしまうという恐怖にかられ，レイは逃げ出しました。自分の人生・生活において何を変える必要があるのか，あるいは何は変えてはいけないのかということを吟味することもせずにすべてを投げ出したのです。仕事を辞め，学校を退学し，奉仕活動もやめました。アパートを解約し，自分を取り戻すまでと親類のもとに転がり込みました。彼のとった行動は，ますます自分自身を窮地に追い込み，手も足も出ない状況になってしまいました。カウンセラーのもとへ訪れ，自分自身の症状への対処方法を学ぶまでは，レイ自身は自分が神経衰弱になったものと考えていたのですが，その時期，実際に，彼が陥っていたのは PAW であったのでした。

*

　テルマは最初の回復を果たしてまもなく新しい仕事に就きました。彼女は新しい仕事を習得できると，与えられた新しい責任を担えると自信をもっていました。仕事に関して説明を受けたときには，自分がすべきことをまったく支障なく理解できていました。しかし，少し経って，一人である仕事に取り組もうとすると，どのような手順であったか思い出せなくなっていました。テルマはそれ以上助けてもらうことをためらいました。というのもこのぐらいの簡単な仕事は助けを借りずにできなければならないと考えたからです。彼女は自分のすべきことを一人で解決しようとして何度も失敗をしてしまいました。

　彼女は非常に強い不安を覚えるようになり，ストレスも亢進す

るにつれ，記憶の問題も深刻化していきました。さらに加えて，誰かに何か説明を受けるときに集中できなくなってきました。彼女は混乱し，不安はさらに増強しました。「自分がどうなっちゃっているのか自分でもわからないんです」と彼女は訴えました。「その仕事ができるということはわかっていたの。でも一生懸命すればするほど結果は最悪になっちゃう。すごく混乱して動転してしまって，どこに助けを求めたらいいかわからなかった」

何回も深刻な問題が出現し，テルマは仕事を失いました。彼女はどうしてこんなことが起きてしまったのかと当惑し，昔の自分に比べてかなり能力が落ちてしまったんだと信じ込むようになりました。

PAWのパターン

PAWの症状は誰でも同じということはありません。各々の症状は，その重症度，頻度，出現期間に変化があります。ある特定の症状を経験する人もいれば，それとは別の症状を経験する人，そしてまったくPAWを経験しない人もいます[126, 141]。

ある一定期間を過ぎると，PAWが改善する場合も，逆に悪化する場合も，また現れては消えていく場合もあります。経過によって改善する場合は**再生的**と呼びます。もし経過によって悪化する場合は**退行的**と呼びます。状態に変化が見られない場合は**定常的**とします。そして現れては消える場合は

間歇的と呼びます。

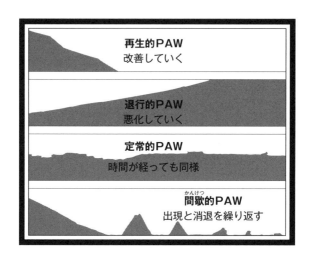

　再生的 PAW では時間の経過とともに徐々に改善していきます。ソブラエティの期間が長ければ長いほど症状は改善していきます。再生的 PAW の依存症者は，脳が急速に正常化に至るため，回復は容易なものとなります。
　PAW はその反対となります。ソブラエティの期間が長ければ長いほど症状は悪化していきます。AA 通所を続けていても，あるいは，何らかの回復プログラムを継続していても症状悪化をみることがあります。退行的 PAW を有する依存症者は再発傾向が高くなります。断酒・断薬は耐え難いつらさとなり，ついには，酒や薬物を使って自力で痛みを鎮めなければと感じ，身体的なあるいは情動面で破綻せざる得なく

なり，痛みに終止符を打つためには死ぬしかないと感じるようになります。

定常的PAWの場合，回復までの長期間にわたり症状は同程度で推移します。日によって，症状の若干の消長はあるでしょうが，本質的に症状は固定しています。回復途上のものの多くが，断酒・断薬を続ければ続けるほど良くなるはずと考えるため，症状が固定しているということを苦々しく感じています。ただし，多くは，断酒・断薬が十分長くなれば，これらの症状への対処方法を身につけていきます。

間歇型PAWでは，症状は出現したり消失したりします。当初，この間歇型PAWの人は再生型の経過をたどるようにみえます。換言すれば，症状はいったん速やかに改善します。しかし，その後，周期的にPAWを経験するようになり，時に，実に深刻な影響を与えます。PAWのエピソードが短くその症状も軽減していき，最終的にはエピソードが消失する人もいます。一方，終生，周期的に出現する人もやはりいます。

これらの経過は自然経過といえるもので，PAWに対する治療がない場合であり，症状に対する対応方法や予防法を知らない人の経過です。最近になって初めてPAWが認識されるようになっており，伝統的な治療方法はPAWのさまざまな症状には言及していません。もし，PAWに対して何をすればよいのかを学び，それを実践するならば，退行的PAWは定常的離脱症に変わりうるでしょうし，定常的離脱症は再生的離脱症に，再生的離脱症は間歇的離脱症に変化していき

ます。

　長期的にみて最も一般的な経過は，再生型から間歇型(かんけつ)への移行といえます。PAW は徐々に改善し，症状は消失し，その後，散発的に出現と消退を繰り返します。最初の段階は，PAW の各症状を消退させることです。すなわち，各症状をコントロール可能なものとし，その時点において，PAW から開放する段階です。その上で，出現頻度を減らしたり，出現期間の短縮を図り，そして症状の悪影響を減らすことが目標となります。大事なのは，PAW に悩まされていないときも，常に再発の可能性はあるということを明記することです。PAW に対する対抗策を講じること，自分自身のリスクを軽減する保険をかけることが必要なのです。

❧ PAWに対する治療

　あなたが一連の PAW に対してあなた自身を強化することを怠れば，それだけあなたの抵抗力は減弱します。それは破傷風の傷のようなものです。錆びた金属片で切り傷を負った場合，そこから時間が経てば経つほど，症状がより重篤化する危険性は高まります。PAW の発症に関する危険因子を高める条件として，不十分な自己管理と回復プログラムに対する関心不足が通常挙げられます。もし再発することなく回復していきたいと考えるならば，生活上，PAW 発症のリスク

を高めるようなストレスを強いる種々の状況を認識しなくてはいけません。ストレスのかかる状況のすべてから逃れられることはできないからこそ，そのような状況に遭遇したときどう対処するかをあらかじめ準備しておく必要があります。あなたを粉々にしてしまうのはストレス状況そのものではなく，それらの状況に対するあなた自身の反応なのです。

　ストレスはPAWの契機となり，増悪させるものです。だから，PAWはストレス対処法を身につけることでコントロールできるようになります。あなたはストレスの原因を正確に把握し，そのストレスを軽減するのに役立つ意思決定や問題解決のスキルを向上させることができます。適度なダイエット，運動，規則的な生活習慣，そして積極的な態度，これらはPAWをコントロールする上ですべてが重要な役割を果たします。リラクゼーションは脳を適切に機能させ，ストレスを軽減させる手段として活用できます。

安定化

　もし，現在あなたがPAWに陥っているなら，できる限り各々の症状をコントロールすることが大切です。以下の提言は，あなた自身に今何が起こっているのかを知り，各症状が制御不可能とならないように症状を押しとどめるのに役立つと考えられます。

　言語化：あなたを責めたり，批判したり，萎縮させない人に話すことを始めてください。自分の身に起こっていること

に関して話す必要があります。そうすることで自分の置かれた状況をより現実的に見つめられるようになります。口に出すことで，潜在する症状を意識的に自覚することを可能にします。そして，あなたが誰かに頼らなければならなくなったときに，必要な支援を受けることができるようになります。

　吐き出すこと：たとえ不合理で不確かなものだとしても，あなたが考え感じていることをできる限り吐き出し，表現してください。

　現実検討：自分自身が理にかなっているかどうか誰かに尋ねてみてください。あなたの言葉だけではなくあなたの行動も含めて尋ねてください。現在起こっていることに関するあなた自身の認識は，時に，ひどく現実離れしている場合があります。

　問題解決と目標設定：現在起こっていることに対して，今すぐどんな行動をとろうとしていますか？　あなたは状況を変化させうる行動を選び取ることができます。

　過去の振り返り：今まで起こってきたことを振り返ってみてください。どのようにPAWのエピソードが始まったのかきちんと把握していますか？　どうしたらエピソードの期間を短く終わらせられたでしょうか？　あなたが今までに体験したPAWのさまざまな症状を見直してください。どうして症状は始まりましたか？　どうして症状は治まりましたか？　PAWに対しより有効でより早く終了させる選択肢は残っていませんでしたか？

教育と再訓練

　依存症，回復，PAW について学習することは，PAW の症状の増悪させるストレスの原因ともなる不安，罪責感や混乱を取り除くのに役立ちます。回復途上の人間として，回復のプロセスの中で PAW の症状出現は正常なものであることを理解するための情報は欠くことができません。

　そして，ストレスや症状が出現した際には，それらに歯止めをかけ，コントロールするためには，何をなすべきかが理解できているという段階まで対処技術を学んでおく必要があります。再訓練を通して，記憶力，集中力，くもりのない思考力を培っていくことができます。再訓練によって，あなたが自信をつけられるように，安全な環境のもと，いくつかの技能を養っていくことができます。再訓練には，またあなたが圧倒されてしまわないように，物事を段階的に捉え，一度に扱うことは一つに絞るということを学習することも入っています。忘れたくないことは書き留めておくこと，物事を明らかにしたい時の質問を尋ねることも再訓練の一つです。PAW の種々の症状について学び，次にどうなるかを予測し，一つ一つの症状に過剰反応しないことで，適切にかつ効果的に自分自身を機能させる能力を向上させていきます。

自己防御的行動

　必要な知識・情報をすべて与えられ，必要な教育や訓練がすべてなされた時，あなたの断酒・断薬を脅かすすべてのも

のから，PAW を引き起こすすべてのものから，あなた自身が自らを守る責任を担うことになります。まず，PAW の結果でもあり増悪因子でもあるストレスを減弱させることを最優先課題として考慮すべきです。あなたの断酒・断薬生活を危険にさらすようなストレスから身を守る行動を学ばなければなりません。この自己防御的行動こそがあなたが自分自身に必要なものをしっかりと受け入れることを可能にする行動であり，周りの人間や状況があなたの断酒・断薬にとって決して最善とはいえない反応をあなたに促さないための行動です。

　不必要なストレスから身を守るために，まず，自分自身のストレスのきっかけを見定め，過剰反応をもたらすような種々の状況を同定することです。そして，状況を変えたり，状況を避けることを，また状況に対する反応を変えることを学習していきます。あるいは制御不能になるのを未然に防ぐ方法を学んでいくのです。

栄養

　食事摂取のあり方は，あなたが経験するストレスの強度と，あなたの PAW の症状への対応能力とに大きく関係しています。健康が損なわれていれば，それだけでストレスを生み出し，栄養不良はあなたの健康を損ねていきます。貧しい食習慣が原因で，あるいはアルコールや薬物によって傷められた肉体が栄養を摂取してもその栄養を活用できないために，栄

養失調になってしまうことがあります[118]。

　アルコールを断ち，薬物を断つことで一定の改善は得られます。しかし，断酒・断薬だけでは傷めた身体組織の再構築や良好な健康状態を保つには十分とは言えません。新しい食習慣を確立し，それを規則的に途絶えることなく実践しなければなりません[187]。日々の食事には，野菜，果物，炭水化物，たんぱく質，脂質，そして乳製品のすべてがバランスよく含まれることが必須です。

回復途上者のための食事摂取
・一日3回バランスの良い食事
・一日3回栄養のある間食
・砂糖とカフェインは控える

　空腹はストレスを生みます。3回の食事を抜くことのないよう，決まった時間に栄養のある間食が摂れるような計画的な食事スケジュールを立ててください。キャンディー，ドーナッツ，ソフトドリンク，ポテトチップや高カロリーなもの，あるいは栄養価の低いものは口にしてはいけません。特に味の濃いスイーツとカフェインといったストレス源となる食物は避けてください。どちらも，恐怖に駆られたときや過度に興奮したときと同様の化学反応をあなたの身体の中で引き起こします。味の濃いスイーツ，例えばキャンディー，ゼリー，シロップ,糖分の多いソフトドリンクは服用することにより，

短時間のうちに「疲労回復感」が得られます。しかし，一時間後にはいらいらや焦燥感を伴う落ち込みをもたらします。間食を摂る理由は疲弊感やいらいらを取り除くことが目的であるということを忘れないでください。空腹感を感じる前に，甘いものに対するどうしようもない欲求を防ぐために，栄養のある間食を摂ってください。

　ジェインはアルコールの回復者で，毎晩大量のアイスクリームを食べるという食習慣をもっていました。彼女は，しばしば，アイスクリームに対する渇望感を感じると話していました。そして，アイスクリームを食べることでアルコールへの渇望感は抑えられていると信じていました。アイスクリームを食べた翌朝はいつも体が重く，いらついていました。一日中ストレスは増大するばかりで，アイスクリームを食べてようやくストレスから開放されるという状況でした。彼女のカウンセラーはアイスクリームを食べないようにしてみてはと提案しましたが，そのときには，ジェインはアイスクリームなしではとてもやっていけないと感じていました。そこで，彼女はカウンセラーと自分の食生活を検討したところ，彼女は朝食を摂っていないことと，一日を通して十分な栄養を摂取していないことが明らかになりました。彼女はバランスの取れた食事を取るように努めること，試行的にアイスクリームを我慢するように努めることに納得しました。ジェインは一日の中で，食事バランスに気を配り，規則的に食事をとり，数回栄養のある間食を摂り始めたところ，アイスクリームに対する渇望が消え

第 Ⅲ 章　PAW（急性期後離脱症状）　63

てしまっていることを発見しました。ですから，簡単にアイスクリームなしの生活を手にすることができたのです。

　カフェインもまた，あなたをいらいらさせ，落ち着きなくさせるものです。またカフェインは集中力や自然な睡眠を妨げます。睡眠不足や不規則な睡眠は焦燥感，抑うつ，そして不安の原因となります[96,101]。

運動
　適度な運動は身体を鍛え直し，ストレスを軽減しつつ身体的機能を適切に発揮していくことの助けとなります。運動は気分を高揚させる化学物質を脳内で産生します。これらの化学物質は生来の安定剤であり，苦痛，不安や緊張を和らげます[45,46]。

　タイプの異なる運動は，それぞれ異なる効果を有しています。ストレッチと有酸素運動はおそらく回復に向けて最も有用な運動と考えられます。ストレッチ運動は柔軟な身体を維持し，筋緊張をほぐしてくれます。有酸素運動はリズミカルで激しい運動で大きな筋肉に有効です。有酸素運動は最大心拍数の約 75％ まで引き上げ，少なくとも 20 〜 30 分間はその心拍数を維持します。

　日常的にエアロビクス運動を行うことを推奨します。ジョギング，水泳，縄跳び，サイクリングなどが代表的な有酸素運動です。また，エアロビクスのクラブに参加するというの

も考えられます。ダンスも有酸素運動になりますが，一定以上の激しさが必要となることは覚えておいて下さい。

　回復者の多くが，PAW の改善において有する運動の重要性を証明してくれるでしょう。運動した後，回復者は気分が改善していること，集中しやすく，記憶することも容易になっていることに気づくとともに，今まで以上に生産的になれます。

　途中で投げ出さないよう，最初から自分が興味を持っている運動を選んでください。多くの医師や健康本では，週に３〜４回の運動をと勧めていることが多いようです。しかし，私たちは回復途上者には毎日必ず運動に時間を割くことを勧めています。なぜなら，運動はストレス軽減において有効だからです。あなたが運動しない日は，よりリラックスし，より生産的となり，より活力を得るための方法から，自分自身を自ら裏切っている日であるのです。

❧ リラクゼーション

　たとえ，ある状況そのものを変えることができない時も，日常生活から生じるストレスにうまく対処できない時も，あなたのストレスを軽減し，ストレスから逃れる簡単な方法があります。例えば，笑うこと，遊ぶこと，音楽を聴くこと，話をすること，空想すること，読書すること，マッサージなどは，ごく自然なストレス軽減方法です[174]。

　遊ぶことは，リラックスのために欠かせないものですが，

怠りやすいものです。遊びの定義は難しいものです。というのも，遊びは，何をするかではなく，どのようにするかが重要だからです。誰だって，楽しみをもつ時間，笑う時間，子どものように縛られない時間は必要です。特別な手間を要せず，ストレス解消に使える気分転換の方法はまだまだあるはずです。ボディマッサージ，泡風呂，一人での散歩，友達との散歩など試してみてください。

深いリラクゼーションは身体と心の緊張を緩め，ストレスを軽減し，幸福感をもたらします。深いリラクゼーションは身体のバランスを取り戻し，ストレスホルモンの産生を抑えます。リラックスしているときは，「戦ったり，飛んでいる」ときとは反対の反応が身体の中で起きています。リラックスしているときは，筋肉は重くなり，体温は上昇し，呼吸の回数や心拍数は下がっていきます。筋肉は同時に弛緩し，緊張することはできません。身体的にリラックスして弛緩しているとき，緊張し続けることは不可能です。自分の身体を弛緩させる技術は学習可能です。思考プロセスの障害，情動面での障害，記憶の障害やストレス過敏性から生じるストレスは，リラクゼーションを適切に活用することによって，軽減させ消失させることができます。

手に入れられ，活用できるリラクゼーションの教材にはさまざまなものがあります。リラクゼーションを特集した書籍や，テープによる学習教材を使うことができます。心地良い姿勢で目を閉じて，楽しい言葉を何度も何度も自分に語りか

けることも良いでしょう。あるいは静かな湖畔や緑の草原といったあなたを癒してくれる場所にいるのだと想像することもできるのです。自分をリラックスさせてくれる方法を一つ選び，何度でも使ってください。あなたは気づくはずです。リラクゼーションがあなたのストレスを和らげ，あなたに心の平安と静穏がもたらすために大きな助けとなっていることを[40]。

霊性（スピリチュアリティー）

　霊性とは偉大な力との積極的な関係性であり，あなたの人生に意味と目的を付与するものです。あなたが霊的なプログラムにたずさわる時，あなたは意識的かつ積極的に，あなた自身より大きく，偉大で，より強力なものの一部になろうと試みています。

　ハイヤーパワーを信じることは，あなた自身の弱さと限界に縛られることのない偉大な力を知ることによって，あなたをあなたの宇宙から運び出し，心の平安と静穏をもたらします。霊的な発展を通して自分自身の能力に対する自信を深め，新たな希望を膨らませていくことが可能となります。あなたが希望と未来に対する積極的な態度を持ちうるのは，霊的なプログラムを通してなのです。自らの霊性に働きかけるに際し，あなたにとって重要なのは AA プログラムの原則を用いることです。AA は神との意識的な接触を促進していくための道しるべを与えてくれます。意識的な接触のために，神の

イメージをなんら描く必要はないのです。あなたがなすべきことは，ハイヤーパワーの可能性に心を開き，ハイヤーパワーとの交流に喜んで身を委ねることです。毎日，一人きりで，あなたがあなた自身のハイヤーパワーと交流できる時間をもてるようにあなたの生活を気づいていくことが大切です。あなた自身のかけがえのない価値を問い直し，そのかけがえのない価値とあなたの人生が調和が取れているかどうか判断できるように自分自身を見つめることが肝要です。

　霊的な修行とは，意識的に選択した行動の道筋です。修行は多くの依存症の回復者にとって心地良いものとは言えません。多くの依存症者は短絡的な喜びの人生を過ごして来ています。そして，修行はそのような人生とは正反対のものです。霊的修行の目的は自己の妄執からの開放なのです。祈り，瞑想し，霊的な交流，自らの霊的な成長を常に棚卸しすることが霊的修行に含まれます。

❧ バランスの取れた生活

　バランスの取れた生活とは，あなたの生活が生物学的にも心理学的にも社会的にも調和がとれているという意味です。それは身体的にも心理的にも健康であり，健康な社会的つながりを有しているという意味です。それはあなた自身が霊的にも満たされているという意味です。それは，あなたが自分の人生の一面にのみ捉われていないという意味です。それは，責任ある生活を送り，仕事のため，家族のため，あなたの友

人のために，自らの成長と回復に費やすのと変わらぬ時間を捧げていることを意味します。それは，ハイヤーパワーがあなたの生活に働きかけることを受け入れると言う意味です。バランスの取れた生活とは健全な生活そのものです。

　バランスの取れた生活とは，遊びと仕事とのバランスがとれていること，他者に対する責任を全うすることと，自己実現のための自らの課題とのバランスが取れていることを意味します。できる限り最善のストレスレベルに近い状態で機能すること，健康的な方法で機能できるようなストレス状態を維持すること，非生産的となるようなストレスを自分自身に強いないことを意味します。バランスの取れた生活をすることで，充実し意味ある生活を手に入れるために，短絡的な喜びを求める生活に終わりを告げるのです。

　バランスの取れた生活において，あなたの身体が健全に機能するような適切なヘルスケアが求められます。栄養，休息，そして運動のすべてが，生活する上で，あなたに活力を提供し，ストレスに対処し，病と苦痛からの開放を実現し，疲弊感と戦い，そして傷ついた肉体を再生するという明確な目標を支えているのです。

　肉体的な苦境からの開放は心理学的な成長を育みます。気分の良いときには，自らの姿勢や自らの価値に考えをめぐらせるのも容易なこととなり，否定的な考え，罪責感や怒りを一掃しようとする取り組みも容易なものになります。バランスの取れた生活には，自信を深めて自己評価を高めるように

行動することが，そして自分自身の健全さを感じ取ることを学ぶことが必要です。

　バランスの取れた生活には，あなたを育み，健康的で回復を目指す生活を支援してくれる強力な社会的ネットワークが必要です。健康的なネットワークはあなたに帰属意識を与えます。自分自身がネットワークの重要な一部であると感じられるような関係性が健康的なネットワークには認められます。ネットワークの中には，あなたの身近な家族，友達，親類，同僚，カウンセラー，雇い主，自助グループのメンバーそしてスポンサーが含まれます。

*　ウオルターは2年間にわたり断酒・断薬の日を送ってきたものの，普段よりも物事を記憶しづらいと感じる，いつもより苛立ち不安になる，家族や友人に関して過剰に反応してしまう，混乱し，圧倒されるような感覚に陥るといったことが時として出現していました。彼の妻は，土曜日になるとそのような症状が出現しやすいのに気づき始めていました。土曜日の何が普段の日と違うのだろう？　大抵，前日は寝るのが遅く，土曜日は朝起きるとすぐにコーヒーを2杯飲みます。彼は起きるとすぐに自分がいらいらしていることを感じるので，できる限り早くAAのスポンサーの元へ訪れるようにしていました。彼とスポンサーは一緒にコーヒーを飲み，ドーナツを食べ，パイプで喫煙し，話をして過ごしていました。午後までスポンサーの所にいて，その後，家に帰り昼食をとるのですが，その時間は大抵午後1時半か2時ごろ

でした。後は，子どもの一人がバイクを道に放置したままにしていたり，妻の電話が長くなったりするといったことに過剰に反応しては，気がつくと家を飛び出ていました。家族の中では「ウオルターの土曜日症候群」と呼ばれるようになってしまい，一日の残りはまったく非生産的なものとなっていました。

　ウオルターは自分の一連の反応に何らかの変化を与えられないものかと確かめたくて，それまでの行動パターンを変更しようと決意しました。彼は，起きるとすぐに，それまでのコーヒーに代えてオレンジジュースを飲むようにしました。オレンジジュースのおかげで，朝食を食べるように決心しました。そのことはさらなる効果を引き出しました。ウオルターとスポンサーはカフェイン抜きのコーヒーを飲むようにし，ドーナツは食べないようにしたのです。そうすることで，昼食に間に合うように帰宅し，運動する時間が生まれました。そして，午後には家族と一緒に何かをしたいという気分も生まれたのです。家族も本人共々，それまでの土曜日症候群が跡形もなく消えてしまったことに驚いたのでした。

第Ⅳ章
回復と部分的回復

　アディクションはコントロールできますが，完治することはありません。再発の可能性はいつまでもあります。疾患をコントロールしようと長い期間かけて対策をとったとしても，再発はあり得ます。

　アルコール依存症患者が回復するためにまず必要なことは，アルコールやそのほかの気分を変える薬物を使うことによって，体を痛めつけ，命を危険にさらすような病気にかかっているということを知ることです。患者は，ソブラエティを維持し，生産的に生活する力に障害を与えるような病気にかかっていることを理解する必要があります。

　いったんこのことが理解されたならば，次に必要なのは，断酒です。完全に断酒することが必要です。あらゆるアルコール，睡眠剤や鎮静剤といった気分を変える薬物を断つのです。

　三番目に必要なのは，「今日一日」のソブラエティを維持するために日々の回復プログラムが有用であることを知ることです。

　アディクションからの回復は長い期間を要するプロセスで

す。80年代の研究ではアルコール依存症患者が完全に健康になるためには平均して8年から10年間かかると示されています。アディクションから引き起こされるもっとも深刻な問題は2,3年で解決されます。さらに長引くのは生活習慣の問題で，完全な解決には8～10年かかるのです[117]。

　回復プロセスは成長のプロセスです。つまり，回復とは，簡単なものから始まって複雑なものへと問題解決しながら成長したり，発展していくプロセスなのです。このプロセスは，**断酒**（どうすれば薬物や飲酒をやめていられるのかを身につけること）から，**ソブラエティ**（どうすれば断酒・断薬を続けながら快適に暮らせるのかを身につけること）へと発展し，さらに**生産的な生活**（どうすれば意義深いソブラエティを生きることができるのかを身につけること）へと成長していくのです。

　回復プロセスが6つの発展段階からなると考えてみましょう[174]。各段階には，それぞれの目標が設定されます。各段階を下に示しました。

段階	目標
1.治療前段階	アディクションの認知
2.安定化段階	離脱と危機状況のマネジメント
3.早期回復段階	受容，アルコール薬物なしで生活上の問題に取り組むこと
4.中期回復段階	バランスのとれた生活
5.後期回復段階	人格の変化
6.維持段階	成長と発展

この「回復の発展モデル」は，回復が達成できるのかどうかは，目標が正しい順序で正しく達成されることが必要であることを示しています。ある段階でうまくいかなければ，さらに複雑な段階の目標に向けて取り組むことは難しくなります。また，回復が各個人で非常に異なっているということに注意しなくてはなりません。二人の人がまったく同じように回復することはないのです。ここで述べていることは一般論で，回復が必ずこのように起こるとは限らないし，ある人の回復がこのようになるとも限りません。このことを前提にすると，回復プロセスは次のようにまとめることができます。

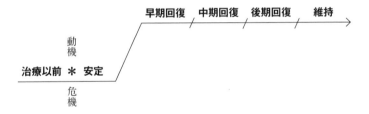

図1　回復プロセス
部分的回復であっても，当初はふつうの回復段階をたどるように始まります。

治療前段階

　治療前段階での目標は，アディクションがあることを認識することです。飲酒や薬物使用をコントロールすることがで

きないことに気づき，アディクション的な飲酒しかできないことを認めることです[170]。

この段階では，これまでの飲酒や薬物使用の結果から，飲酒や薬物使用を安全に行うことはできない，ということがわかります。アディクションの結果として問題が次々に起こるという事実から学び取るのです。飲酒や薬物使用をコントロールしようとするほど，引き起こされる問題はより深刻さになります[174]。たとえばバーボンをワインに，ワインをビールに替えようとする人もあります。あるいはアルコールの強い中毒作用と比べてマリファナやアンフェタミンのようなドラッグを使おうとする人もいるかも知れません。このような方法を試してみて失敗した時に初めて断酒・断薬によってしかアディクションのコントロールはできないことがはっきりするのです[177]。結局はこうした方法がうまくいかないことによって，自分が依存症状態にあってコントロールすることができないとわかるのです。

ここで大切なのは，「治療前段階」が必ずしも依存症患者の心の中で起こるプロセスだけを指す言葉ではないことです。患者が治療を始めた後で初めてこの段階のプロセスが始まることもあり得ます。たとえば，飲酒が問題であることを認める前に，飲酒運転してしまったことをきっかけに治療を強制されることもあるでしょう（訳注：日本では現在のところ，こうした治療の強制が行われることはありません）。アディクションについての病識が治療の結果としてもたらされ

ることも，その人にとって「治療前段階」の一部です。

治療前段階：これまでの飲酒や薬物使用の結果から，飲酒や薬物使用を安全に行うことはできない，ということがわかる段階

安定化段階

　安定化段階では思考，感情，判断，そして行動のプロセスのコントロールを取り戻すことが目標です。明確に思考すること，もやもやした感情がどういう感情なのかをはっきりさせ，受け止めること，過去を回想すること，判断がうまくできるようになること，そして行動をコントロールできるようになること。これらのことができて初めて心の安定が得られます。急性離脱症状やPAW症状の重篤なものから回復することも安定化です。治療を受けようと決心するまでの迷いの状態から抜け出すことも安定化に含まれます。さらに，回復の始まりをおびやかすような急性期の身体的および心理社会的な問題に取り組むことも安定化です。安定期の間には，それまで繰り返してきたアディクションのパターンが止まります。つまり，急性離脱症状やPAW症状のうち，既に起こっている重篤なものを治療し，アディクションの結果として起こった身体症状をコントロールするのです。さらに治療を行

うかどうか決めかねていた状態を脱して，人生の全体に関わるような決心をします。

安定化段階：思考，感情，判断，そして行動のプロセスのコントロールを取り戻す段階

早期回復段階

　早期回復段階では，自らのアディクションを受容し，アルコールや薬物なしでどうすれば生きていけるのかを身につけます。アディクションの結果として引き起こされてきた身体的－精神的－社会的な重い問題が解決されることで健康を取り戻すことができます。回復プロセスのこの段階では，日常生活の中で起こるストレスから身を守るために，整備された回復プログラムをきちんと実践することが必要です。この段階において，ソブラエティの価値が理解されるようになります。

　整備された回復プログラムでは，身体面の回復のために一定期間を費やします。適切な栄養や，ストレスにどう対処するのかについてのプログラムも PAW 症状を軽減するために行われます。合併症や健康上の問題に対する内科学的な治療も行われます。

　整備された回復プログラムとは，患者や家族に，アディク

ションとその回復について理解することができる教育プログラムを提供することです。アディクションや家族の共依存的な行動パターンがどのようであり，どのくらい重篤なのかを自分でわかる方法が提供されます。この方法を通じてアディクションとその結果起こる問題を認識して受容し，解決しようという気持ちが生じます。

　こうした整備されたプログラムは，ずっと続けるものではなく，一時的なものです。期間は身体的および心理社会的な問題の重篤さによって決まります。目標は回復プログラムを利用しながらできるだけ健康的に生活する方法を身につけることです。脚の骨折であれば，動作するために一時的にギプスが必要であるように，アディクションによって性格と生活とが障害を受けたときには，回復プログラムによってストレスを避け，一定期間,回復に集中するようにプログラムによって生活を制限することが必要なのです。こうして早期段階の回復がうまくいけば，完全断酒を継続してソブラエティや職業生活に入る段階での生活の制限はずっと少なくできるのです。

早期回復段階：自らのアディクションを受容し，アルコールや薬物なしでどうすれば生きていけるかを身につける段階

中期回復段階

　中期回復段階の目標は生活スタイルを変えることです。依存症によってアルコール・薬物を中心とした生活スタイルができあがってしまっているのです。この生活スタイルは，アディクションから生じるストレスを，また依存物質を使って乗り切るような生き方です。早期回復段階の間に，こうした依存的な生活スタイルは影を潜め，回復を始めるための治療的でまとまりのある回復プログラムが生活の中心になっているはずです。中期回復段階ではソブラエティを中心とした正常でバランスのとれた生活スタイルを身につけるような努力を粘り強く繰り返すことになります。

　この段階では，肉体的には既に回復して安定しており，アディクションを受け入れていくための努力も続けてきています。治療のための時間は既に減らして，正常な生活パターンを実現するための下地はできあがっています。「飲まないことや薬物を使わないこと」に集中してきた気持ちを，正常な生活，職業，家族に注意を向けるようになります。

　依存症者が薬物を中心とした生活になるのは当然のことです。そしてこれは，たとえお酒や薬物をやめた後でも続くのです。つまり，アディクションの対象が入れ替わって生活スタイルそのものには変化がない，ということが起こります。そこで，治療の目標は，バランスのとれた生活スタイル，つまり，あらゆるアディクションから解放され，ソブラエティ

に価値を置くような生き方ができるようになることにあります。

　回復プログラムを中心とするバランスのとれた生き方とは，行動的ではありますが，早期回復段階よりもゆったりとした生き方です。仕事，家族，家族や友人とのつき合い，自分のための時間，レクリエーション，適切な運動や食事などにわたります。ストレスと薬物に対する欲求をしのぐやり方もこの段階では重要です。

中期回復段階：健康的でバランスのとれた生活を身につける段階

後期回復段階

　後期回復段階ではまず，健全な自己肯定感を育て，健康的な人とのつきあい方がわかり，生活を幸せで実りのあるものにするための力がつきます。この時期には自分が何に価値を置くのかをチェックします。自分と他者，ひいては世界全体について何を信じるのか，うまくいかないときに何が起こるか，他者と親密な関係を築くときにどう工夫すればいいのかなどを考えてみるのです。生活の中でうまくいかなかったことを作り替えるのが後期回復プロセスです。この段階では特殊な支援が必要であることがあります。

回復途上の人には，後期回復プロセスにおいて困難な問題は何もない人もあります。こうした人は家族機能が比較的保たれた家庭の出身で，子どもの頃から健康的な信念や価値観をもっており，前向きな生き方を作る方法を知っている人が多いのです。前向きに考えれば，アディクションからは脱却できます。こうした人にとってはまさに回復とはリハビリテーション（もともとの健康レベルに戻ること）なのです。
　ところがこのようにうまくいかない人もあります。こうした人々にとっては後期回復段階にはやるべきことがたくさんあります。家族機能不全を起こしていたり，家族全体がアディクション的であるような家庭に育ち，若くしてアルコール・薬物使用を始めたために感情的な発達が阻害されているような人の場合です。正常な健康的なものの考え方を知る機会がなく，社会生活でどのような態度をとるべきなのかを身につけることができなかったのです。多くの場合にはアディクションそのものとは無関係な情動面の問題があり，断酒・断薬を続けても心地良さや意義深さを感じることが困難なのです。
　子ども時代や思春期にまでさかのぼって問題を解決するには，まずこの問題によって，薬やアルコールがない状態の心地良さが誤った思いこみで邪魔されていることに気づかなくてはなりません。誤った思いこみがあるために，自分自身を傷つけるような判断を下すことになっているのです。上手な治療者に手伝ってもらいながら，自分が育った家庭の中で起

こっていたことをよく検討する必要があります。そして，今断酒・断薬を続けているのにそれが意味深く感じられたり，心地良く感じたりできないのは，どんな思いこみのせいなのかを見つめる必要があります。毎日起こる問題のとらえ方や対処の仕方をどう変えるのかを決心するのです。アダルト・チルドレン（Children of Alcoholics：COA）の自助グループがこうした問題への対処の助けになります。

　こうした長期間にわたる問題の最終的な解決は，子どもの頃に形作られて，回復の途上に感じる幸福感や満足感をもつことを邪魔している誤った思いこみから自由になることです。誤った思いこみから解放されれば，健康的な自己肯定感を育てることができるようになり，そうすれば霊的な成長や健康的な人間関係，生産的で意義深い生活を送ることができるようになるのです。

　後期回復段階の目的は信念，価値観の体系を形作り，十全に生産的な生活のための対処技術を身につけることです。生活のスタイルが安定すれば，さらに欲が出てくるものです。このことは危険なことでもあります。自分の中のアディクション的な性格が，アディクション的な生活スタイルを求めようとするからです。人生の目的は現実から逃げ出すことではない，ということを思い出す必要があります。もしも人生の目的が人に先駆けることだけなのであれば，手っ取り早く満足を得る方法はもう既にわかっているはずです。もっと満たされた生活を求めるのであれば，変わらなくてはなりませ

ん。変わることが一時的には苦しくとも，変わらなくてはなりません。後期回復段階で起こることは，人生の目的を見定め，意義深い人生を実現するために生まれ変わることなのです。

後期回復段階：健康的な自己肯定感，霊的成長，健康的な人間関係，人生の意義を考えていく段階

維持段階

　維持段階でまず果たすべき目標は，意義深い断酒生活です。これには回復プログラムを効果的にこなしていくこと，再発につながる警告サインを理解すること，日々の問題を解決することと，生活を意義深くすることなどがあります。アディクションは慢性疾患であり，決して過ぎ去って過去のものになってしまうことはありません。回復途上にある人は，断酒を中心として生活を組み立てている必要があるのです。この生活では，ストレスをコントロールし，問題を解決し，個人的な人間関係において率直さをまず大切にすることが求められます。さらに，いつまたアディクション的な行動に陥るのかもしれないということを忘れずに，アディクションに陥る可能性のある化学物質や強迫的な行動を注意深く避ける必要があります。

維持段階：ソブラエティを継続し，意義深い生活を続ける

▲ 部分的回復

　依存症からの回復は一直線に進むプロセスではありません。段階を追って回復していくのには時間がかかる人が多いのです。病気とは何か，回復とは何かが，次第に理解されていくのです。時間をかけて日々の生活に新しい考え方を取り入れていくのです。その後しばらくは何事もなく進んでいきますが，その後はまた新しい考え方を取り入れることが必要になっていきます。

　回復のプロセスにおいては一時的に後退する場合も大変多いのです。新しく知ったことを生活に取り入れようとするときによく起こります。変わることがストレスになって一時的にまいってしまい，しばらく後退するのです。ストレスが少なくなると，状況を良くするための方法についての話が始まり，心構えを新たにして再開になるのです。回復途上者の多くが結局は断酒・断薬に成功し，長期間，快適に生活できるようになるのです。

アディクションからの回復プロセスは一直線には進まない

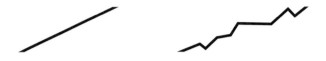

回復プロセスは一直線には進まない　　回復プロセスはこのように進む

　回復プロセスを全部たどっていない回復途上者もたくさんあります。回復に至るために取り組むべき課題が手に負えないと感じたり，乗り越えられないと感じた時に，「部分的回復」のプロセスが始まるのです。手に負えない課題のことを「落とし穴」と呼びます。ここに落ち込んでしまうと，すべての回復プロセスをこなすことはできなくなります。その結果として快適でない点が残り，ソブラエティも質が悪くなってしまうのです。

第 IV 章　回復と部分的回復

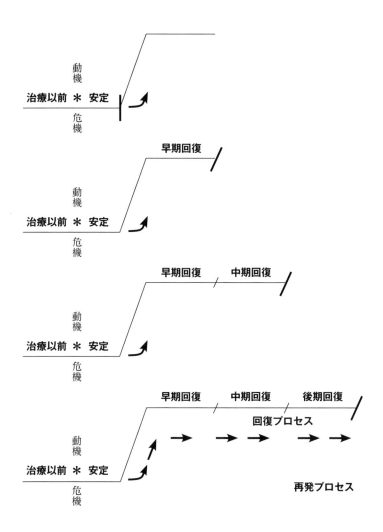

図2　部分的回復が起こる時にいきづまりやすい時点
回復プロセスにおいてはいたるところにいきづまりやすいポイントがあります。いきづまるのがいちばん多いのは，回復段階が次のステージに移行する時です。

落とし穴に陥ってしまったようなときの対処で最も健康的で実り豊かなやり方は，いったん後退してストレスを少なくすることです。その次に誰かと落とし穴について話し合い，落とし穴を落ち着いて考えてみることです。それからこの落とし穴に対処するために誰かに助けを求めるのです。

　この意味深いステップを経過する代わりに，落とし穴に対処するために否認を使う回復途上者も多くいます。否認は意識して使われるのではありません。何か調子が悪い，ということそのものを意識しないようになるのです。落とし穴はストレスにつながります。否認につながり，一時的にストレスを感じさせず，結果的にストレスは強くなります。

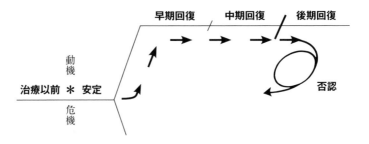

図3　部分的回復における否認
いきづまりポイントを経験しているのに否認すると，部分的回復プロセスが始まります。「自分の回復プロセスはうまくいっている。何も問題はない」といった発言があります。

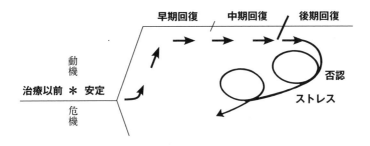

図4 ストレスと部分的回復
いきづまりポイントを否認すると，ストレスが高まります。

　ストレスが強まるにつれ，PAWは悪化します。こうして明確に考えることが難しくなり，感情をうまく扱うことが難しくなり，忘れっぽくなり，ストレスを認識してそれを自分でうまく処理することができなくなります。安眠もできず，事故を起こしやすくなります。回復途上者の中にはPAW症状を意識しない人も多くいます。PAWについての情報不足が原因です。明確な思考が困難になっていることも一つの原因でしょう。そして否認で対処しようとしてしまうのです。否認はストレスを引き起こします。さらにストレスがPAWを悪化させます。PAWは問題を引き起こし，問題がストレスにつながり，さらにPAWを悪化させます。

　最初の落とし穴はこうしてPAWが悪化してくることで隠されてしまいます。たくさんの問題にとらわれて，最初に何が起きたのかがわからなくなってしまうのです。

　そしてさらにストレスは増していきます。ストレスが増加

すると，不安が増大し，強迫観念が強くなります。何かを強制されているような気持ちが増加し，強迫観念と不安を何とかするために強迫行動が始まり，偽りの安心を得ようとします。しかしこの強迫行動は，偽りの安心を与える代わりにもっと長く続く問題をもたらします。

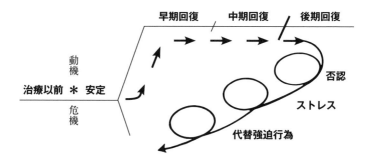

図5 代替強迫行為
ストレスになんとか対処しようとして代替的強迫行為が始まります。代替的強迫行為として，働き過ぎ，過食，浪費などが行われます。こうした強迫行為は短期間の改善をもたらしますが，長い目でみるとさらなるストレスをもたらします。

結局ストレスが再発プロセスを引き起こすのです。コントロールを失わせるのです。コントロール喪失は意識の連続性を壊し，壁の落書きを見つめるようなことになります（もしも今していることを続ければ，アルコールや薬物を使い，楽になろうとして精神的におかしくなったり，自殺を企てたりする）。この段階で回復プログラムを再開し，生活が安定することが多いのです。その後は順調な回復プログラムが続き

ますが，次の困難が始まるとまったく同じプロセスが繰り返されるのです。

ストレスが増加すると，PAWも悪化する

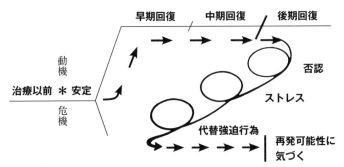

図6　再発プロセス
ついにストレスが強くなりすぎて再発プロセスが始まります。心理的にも社会的にも機能の問題が悪化していきます。本人は再発可能性に気づきます。

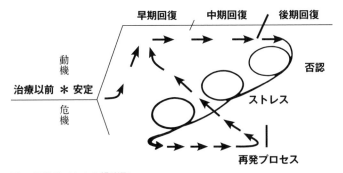

図7　再発サイクルの繰り返し
もう一度，回復プログラムに取り組んで同じいきづまりポイントまで進んでいきます。しかし同様の再発のサイクルの繰り返しになります。

これこそが回復であると信じることはたやすいことです。回復途上にある人々は何らかの部分的回復のパターンにとらえられていることが多いのです。同じ落とし穴に入ることを繰り返しながら，それに気づかず，再発のプロセスが始まっているのです。結局，コントロール喪失が進行していることに気づき，その後再発エピソードにつながるのです。再発することを恐れるために，回復プロセスに戻ろうとする気になります。しかし回復の最初の段階が快適なので，そこを繰り返すことになるのです。活動的な回復プログラムの次の段階に出会うことを求めて，あまりにも立ち向かうのが恐ろしいほどなので，部分的回復のサイクルが繰り返されることになるのです。そして同じことを何度も繰り返すことになります。AAのビッグ・ブックでは「中途半端」と書かれています。

ジョアンは57歳のアルコール依存症者でした。彼女はAAを使いながら，16年間断酒を続けていました。彼女が酒をやめたときには90日間に90回のミーティングに参加するように勧められました。これが効果的で，彼女にはこのペースでミーティングに参加することをやめる理由は何もないように思われました。ジョアンは本当に愛してはいませんでしたが，宗教上義務づけられていると感じたある男性と結婚しました。彼女は大病院で秘書としてフルタイムで勤務していましたが，彼女に昇進話があったとき，本人としては管理部門のアシスタントも務まるだろうと感じていたのにもかかわらず，彼女の業績を横取りした人たちがいて，

この話はうまくいかなかったのです。

　彼女が結婚や仕事のことで怒りを感じたときには，彼女はAAミーティングに出席し，スポンサーと話し，心からこうした問題を押し出して何とか終わらせようと必死になりました。彼女の回復はまるでジェットコースターのようでした。時々，彼女は興奮したり，落ち着いた気持ちになって回復に導いてくれたハイヤーパワーに感謝したりしました。しかし時には苦痛と欲求不満から死んだ方がいいのではないかと思うほどでした。

　このサイクルは予想できていたのです。3カ月から5カ月間以上もジョアンの落ち込みは激しくなり，不安になって，ついに最後に彼女は飲酒をすることや，苦痛を減らすための精神安定剤を使うことを考えるようになったのです。彼女はスポンサーに苦痛と飲酒欲求について話し，ミーティングでも同じ話を繰り返しました。それでもどんな問題がこの苦痛をもたらしているのかについては話そうとしませんでした。

　彼女が飲酒について考えていたとき，AAの参加はいつもの2倍の回数に増やしていました。時には日に2回，3回と出席しました。それからミーティングの出席回数が減っていき，それにつれて結婚生活や仕事への関わりを増やしましたが，苦痛がまた強くなり，飲酒のことを考え始めたのです。

　ジョアンはそれまで16年間飲酒をしてこなかったのです。それでも回復プロセスがうまくいっていなかったために苦痛が続き，そこから逃れることはほとんどできなかったのです。彼女のソブラエティは，もしも彼女が，飲酒について繰り返し考えたときに

起こっていた生活上の問題を解決しておくべきだったことがわかっていれば、ずっと質の高いものになっていたはずです。

　部分的な回復を経験している人の中には、コントロール喪失が進行したために再発症候群が出現するということを理解していない人もいます。はっきりと回復プログラムを求めていたとしても、生活がコントロールできなくなることがあるのです。AAミーティングに参加したり、アフターケアのグループに参加することだけで、ソブラエティが継続できると信じていれば、再発につながる。そして仲間と共に、起こったことに驚くことになるのです。

部分的な回復はソブラエティではありません

　部分的回復に時間を無駄にすることはあまり良いことではないでしょう。もっと価値があるもの、より良いやり方があるはずです。部分的回復の結果は、危機感、苦痛、不愉快感でいっぱいの生活です。部分的回復のストレスは、命に関わるようなストレス関連疾患を引き起こしうるのです。しかし、落とし穴を理解してそれを避け、完全な回復を達成することは可能なのです。

第Ⅴ章
回復と再発についての誤解

　再発を防ぐためにまずすべきことは，再発がどういうものなのかをきちんと理解することです。再発について知れば知るほどその危険性は減り，恐れも少なくなるでしょう。

　一度でも再発すると絶望してしまいがちな誤解が非常に多いのです。多くの人がこういう誤解を信じ，あたかもそれが本当であるかのように行動してしまいます。

再発に関する誤解は自己実現的予言を生み出します。その誤解があなたにとっての「真実」になってしまうと，まるでそれが本当かのように行動するものなのです

　誤解に伴う問題として，再発サイクルを阻止するのに必要な効果的な問題解決が邪魔されてしまうことがあります。再発についての誤解は自己実現的予言を生み出します。その誤解があなたにとっての「真実」になると，それがまるで本当かのように行動してしまうのです。このような不適切な行動は再発サイクルへとつながってしまうので，抱いていた誤解

は現実のものとなってしまいます。

再発に関するいくつかの社会通念や誤解を払拭し，再発可能性をもっと現実的に扱えるような事実に基づく認識をもって頂きたいのです。

回復途上の人は以下の4つの誤解に陥りがちです。

1．回復と再発におけるアルコールと薬物使用に関する誤解
2．再発を警告するサインの出現と症状に関する誤解
3．回復におけるモチベーションの意味と役割に関する誤解
4．治療の効果に関する誤解

誤解が組み合わさることで，どのように慢性的再発という自滅的なサイクルを作り出す間違った結論に至るのか。それを明らかにするためにそれぞれの誤解について再検討していきましょう。

回復と再発におけるアルコールと薬物使用に関する誤解

多くの再発傾向の人々は，回復とは断酒・断薬のことであり，再発とは飲酒・薬物使用のことであると信じています。こういった考え方は，どんな時でも断酒・断薬できていれば回復しており，アルコールや薬物を使用したならいつでも再発であると信じることにつながります。結果的に断酒・断薬

が回復における主要な仕事だと信じるようになります。

　回復とは断酒・断薬のことではありません。断酒・断薬は回復への必要条件であるだけです。実際に回復していくことには毎日の一連の仕事を完全にこなすことが含まれ，そうすることで急性期および PAW に対処でき，依存症により受けた生物－心理－社会的ダメージを修正することができるのです。言葉を換えれば，回復とは単に断酒・断薬する以上のものだということです。もし断酒・断薬だけで回復できると信じているなら，回復途上で出現する機能障害に驚くでしょう。そういう誤解が症状への対処法を見つけることを妨げているので，騙されたような，無力な感じがすることでしょう。

　再発が多くなると，アルコール依存症者の誤解をますます助長させます。もしも回復というのは断酒・断薬のことだと信じているなら，飲酒や薬物使用をしない限り自分自身や自分の行動をコントロールできているのだ，と信じるようになるでしょう。ソブラエティでいる限り，自分はいつでもコントロールできているのだ，というのは誤解です。唯一コントロールを失うようになるのは飲酒と薬物を使うことです。こういう考え方は，アルコールや薬物の再使用に至るどんな場合でも，それは意識的であり故意の決断であるという結論になるでしょう。だから，再発は意識的でよく考えた上での選択であるということになるでしょう。断酒・断薬することを決めている限りは断酒・断薬を維持でき，元気でいられると当然のように思うでしょう。

この誤解の連続を以下のようにまとめましょう。

1．回復とは断酒・断薬のことである。
2．再発とはアルコールと薬物使用のことである。
3．断酒・断薬をしていれば，どのような場合でも回復途上にある。
4．アルコールや薬物を再使用してしまえば，どのような場合でも再発である。
5．断酒・断薬できている限りは，自分自身や自分の行動をコントロールできている。
   結論：再発とはどんな場合でも意識的・故意的にアルコールと薬物使用を決めた結果である。
   結論：回復するためには何よりも断酒・断薬が重要である。

　誤っているのは，アルコールや薬物を使わないことがすなわち自分自身をコントロールして自動的に回復できるという保証にはならない点です。断酒・断薬すれば，依存症サイクルから脱却でき，酔ってコントロールを失うことはなくなるでしょう。しかし以前にも述べたように，飲酒や薬物により起こる症状が断酒・断薬により中断すると，今度はソブラエティ状態での症状に変わるのです。このソブラエティ状態での症状は非常に重篤になることがあり，ソブラエティでも判断力や行動のコントロールがつかなくなることもあります。

再発したアルコール依存症者は，自分は回復プロセスで大変な機能障害に陥ったので再飲酒は避けがたい選択肢であったと報告しています。彼らはかなりの苦痛に見舞われるため，残された道は次の3つしかないと信じるようになってしまいます。つまり（1）苦痛を緩和するためにアルコールや薬物を用いる，または（2）自殺する，または（3）精神障害に陥る。この3つの選択肢では，アルコールと薬物使用が最良のようです。

　断酒・断薬は回復に必要ですが，それが回復の唯一の目標ではありません。アルコールや薬物を用いず，いかに有意義で快適な生活を送るか身につけていくことが，回復の第一の目標です。

　ソブラエティ状態で出現する症候は──短期そしてPAW，アルコールや薬物なしで生活に対処できないこと，依存症により生じた身体－心理－社会的なダメージが引き起こす危機──アルコールや薬物なしで快適な，そして有意義な人生を送る能力を阻害するでしょう。回復するためにはアルコールやほかの気分調整薬を使うのをやめることが重要ですが，その後にアルコールや薬物を再び使うことなく，離脱症状と日常のストレスにどう対処するかを学ぶことも重要なのです。

断酒・断薬だけが回復のゴールではありません

再発の危険サインについての誤解

よくある誤解は，再発というのは何の前兆もなく突然に，そして自然発生的に起きるものだということです。これでは再発に対してまるっきり無力に思えてしまいます。再発とは回復中の人がほとんどまったくコントロールできない，不思議なプロセスのままにあるかのようです。彼らにできることは再発が起こらないように望み，祈ることだけと考えてしまいます。

再発は前兆なしに突然，自然発生的に起こるものではありません

本当は再発に先立ってたくさんの前兆が現れるのです。ひとたび再発予兆を認識して対処することを学べば，再発が起こる前に食い止めることができます。もしも再発とはアルコールや薬物を使うことだという誤解にとらわれているなら，再発の前兆をほとんど認識できないでしょう。

再発はアルコールや薬物使用のことだと信じている人は，飲酒や薬物使用に関する前兆にだけは気がつくでしょう。こういった前兆は典型的には下記のようなことです。

——飲酒や薬物使用について考えてしまう。
——飲酒や薬物使用への強迫観念が増大してしまう。

第Ⅴ章　回復と再発についての誤解

　——他の人が飲酒したり薬物を使っている状況に身を置いてしまう。
　——自助グループや他の回復のための活動に出席しなくなってしまう。

　こういった人は，自分に前兆が出現していることにいつでも気がつくだろうと信じています。彼らは否認が断酒・断薬していても生活の中に入り込み，こういった再発予兆に気がつきにくいことがあると認識できないのです。
　このような誤った推論プロセスの最終段階は次のようになります。「いったん再発の前兆に気がつけば，自分が望みさえすればいつでもその前兆に対処することができる」。これらの誤解について検討してみましょう。

1．すべての前兆は飲酒や薬物使用やＡＡミーティングを欠席することに関係ある。
2．これらの再発の前兆が出現すれば，いつでも認識できる。
3．再発の前兆に気づきさえすれば，その気になればいつでも対処できる。
　結論：飲酒や薬物使用のことを考えずミーティングに行っている限り，自分は大丈夫だ。

　こういった考えに伴う問題というのは，非常に重大です。飲酒や薬物使用を考えること，使用への強迫観念を感じるこ

と，飲酒や薬物使用の状況に身を置くこと，回復のための活動をやめることは再発の前兆として重大だと言えます。しかし，これらの前兆が現れるのは再発プロセスの最終段階です。こういった再発予兆が発展するまでに，多くのアルコール依存症者は判断や行動のコントロールを既になくしているのです。そのために再発の前兆に気づいたり，予防するための行動に取りかかることができないのです。

モチベーションについての誤解

　回復プロセスにあるほとんどの人は，再発が比較的頻繁に起こるということを知っています。そうしてなぜ再発が起こるのかの原因もいくつも説明できるでしょう。しかし前述したような誤解があるために，回復途上者は次のような誤った考えをもつことが多いのです。

1. もしも再発したなら，回復へのモチベーションがなかったということだ。
2. もしも飲酒や薬物使用のせいで激しく傷つけば，回復したいと強く望むようになり，回復できるだろう。
3. もしも再発するとしたら，それはこれまでソブラエティでいたいと心から願うほどには傷ついていなかったということだ。

結論：再発を繰り返す人は，もっと傷つかなければ再発パターンから抜け出すことはできない。

　これは再発傾向にある人がたどりつく破滅的な結果です。自分は良くなりたいと望んでいるのにそれができないとわかったなら，自分の分別を疑うことでしょう。そしてこれが自負心や自尊心を打ち砕き，羞恥心や罪悪感を生むのです。

　自らをアルコール依存症と認めようとしないある化学物質依存症の人たちが再発しやすいというのは事実です。そして自分自身を納得させるほどに厳しい目で起こったことを考え，内省してこなかったので，自分のアルコール依存傾向を受け入れられないのです。しかしこの再発パターンは回復プロセスの前治療期にある人たちにのみ当てはまるものです。自分はアディクションでありアルコールや薬物を安全に使うことなどできない，と自覚している再発しがちな人には当てはまりません。どんなに一生懸命頑張っていても，それでもソブラエティでいることができない場合はあるのです。

　再発傾向にあるアルコール依存症者にはひどい苦痛に苛まれている人が多いのです。事実その苦痛はとても強いので，ソブラエティでいるときに機能障害に陥ってしまいます。大変な苦痛なので，回復プログラムを有意義に行うことも実際にできなくなります。

苦痛は再発を防止しません。苦痛はリスクを増加させます

治療に関する誤解

　依存症からの回復途上にある多くの人は回復のために一生懸命になっています。彼らはカウンセリングや集団療法に通っています。自助グループの12ステッププログラムに参加しています。それでも回復に失敗してしまうのです。

　こういった人たちは二つの同様に破滅的な誤解のどちらかを信じてしまいます。最初の誤解は、あらゆる治療や自助グループは役に立たないというものです。これは事実にまったく反しています。再発傾向にある人たちが以前は無効だった回復プログラムに復帰したら回復できたという事例はいくつも記録されています。以前は無効だった治療やAAに再び取り組むことには、リスクを冒す価値があるのです。

　まったく正反対の考え方も同様に破壊的な誤解です。それは治療（AA＋専門のカウンセリング）は回復を願う人には誰にとっても100％効果があり、再発するのは治療からドロップアウトしようと決めたせいであるという誤解です。こう誤解していると治療に失敗したときに、自分には何か生まれつき不具合があるので回復するのは不可能なのだと考えてしまいます。

　これらの誤解を検証してみましょう。

1．あらゆる治療や自助グループはソブラエティでいるために何の役にも立たない。

2．治療は再発を防ぐために100％効果的である。
　結論：もし再発したら，それは回復できないように生まれついているからだ。
　結論：さらに治療を続けることには意味がない。自分は回復できない。

　実際には良い治療と悪い治療とがあります。ある人には効果的ですが，他の人には効果がない治療があるのです。そしてどんな治療が依存症に効果的なのか知らない人が未だに多いのです。何人かはソブラエティでいることを達成できなかったために再発してしまいます。でもそれは，彼らには回復できないということではないのです。治療は成功をどのように評価するかによって，20～60％はうまくいくようです[190, 193, 201, 72, 204, 189]。

　幾度となく再発したことは，決して回復できない証拠ではありません。それは生来的に回復不能なのだということではないのです。それはあなたが典型的なアルコール依存症者または薬物依存症者であると示すもので，だからこそ七転び八起きで治療に立ち戻らなければならないのです。もし再発予防を用いるプログラムに出会えれば，長期間をソブラエティで過ごすことができるでしょうし，少なくともより長くソブラエティでいられて，生活が有意義なものに発展する可能性は十分にあるのです。この本の目的は正確な情報に基づいて，どのようにしたらそう過ごしていけるのかを紹介することな

のです。

> **再発予防プログラムを行えば長期間をソブラエティで過ごせる可能性は十分にあります**

第Ⅵ章
再発プロセスを理解する

　再発とは何でしょう？　この質問に答えるのは思うほど簡単ではありません。きちんと答えるために再発という概念がどのように発展してきたのかを年代を追ってみていきましょう。

　1930年代半ばにAAが始まった頃，AAメンバーは再飲酒をしてしまったときだけを再発と考えていました。再発とはただ単にアルコールを再び飲み始めることとされていたのです。アルコール依存症者はお酒を飲む代わりにほかの薬物を始めたとき，気分を落ちつける薬はどれ一つとして安全には使用できないということがだんだんわかるようになってきました。アルコールは気分を落ちつける薬の一つであり，鎮静剤は体に対してアルコールと似た効果があるということが今では知られています。アルコールそのものではなく鎮静剤への体の反応が問題であるという点から，実際に，専門家の中には「アルコール依存」ではなく「鎮静剤依存」という言葉を使い始めた人もいます。このようにして再発とは気分を落ちつける薬物（アルコールを含む）を使用することを指す

ようになってきたのです。

　1960年代にさまざまな薬物が使用されるようになって，気分を変える薬物が依存再発の引き金になるのではないかと考えるようになった人たちがいます。覚せい剤，マリファナ，コカイン，LSDといった薬物は，身体に対して鎮静剤とは異なった作用があります。しかし，これらの薬物は心理的・情緒的な状態を変化させ，正しい判断を難しくさせて，回復から遠ざけてしまいます。こういった薬物は，使用したその時は気分が良くなるのですが，あとで苦痛を感じたり，強迫的になったり，コントロールができなくなったりするなどの行動面で似かよった作用があるのです。薬物を使用したり，組み合わせて使用したりすると，結果として生物－心理－社会的な損失を引き起こしてしまいます。気分を変える薬はすべてアディクションの悪循環を再燃させてしまうことが明らかになりました。こうして新しい知識をもとに，再発とは気分を変える物質（アルコールは気分を変える薬であることを忘れないでください）を使用することであるとAAメンバーは考えるようになったのです。

「再発」についての考え方は
——アルコールを飲むことから
——気分を落ちつける薬を使用すること
——気分を変える薬を使用すること　に変わってきました

治療専門家や AA メンバーは常に，再発とはアルコールや薬物を再び使ってしまうことと考えながらも，回復とはただ単にアルコールや薬物を使用しないでいることだけではなくそれ以上のことであると気づいていました。AA の第一ステップだけがアルコールについて言及しています。ほかのステップではどのようにソブラエティで過ごすかを述べています。「飲まないこと」を問題にするのではなく，アディクションに陥らないでいかに効果的で心地よい生活を送るのかを問題にしています。こういったことを背景に，再発とはある個人がアルコールや薬物を使用するかしないかということと同じくらいに，その人がいかに上手に生活しているかということと関係があると私たちは考えるようになりました。アルコールや薬物を使わないは回復の必要条件であるだけでなく，回復は単に使用しないでいる以上のことを含んでいるのです。

　このように考えると，再発のプロセスはたとえソブラエティであってもうまくやっていけなくなることがあるようです。うまくいかないこととは身体的，精神的，社会的な健康にも関係がありそうです。依存的に使用することが再発ではないと言っているのではありません。再発のプロセスは，依存的に使用し始める前に既に始まっているのです！　依存的に使い始めることは，再発プロセスの結果なのです。依存的に使用することは，うまくいかないことから生じる苦痛を薬で和らげる方法のひとつです。この機能不全は AA では「に

おう考えかた」といわれる精神的な段階から始まります。これはさらに AA で「セットアップ」と呼ばれる行動面での変化につながります。最終的にはソブラエティでいながら上手にやっていくことが難しくなります。AA ではこのことを「ドライドランク」といっています。ドライドランクによって依存的な使用や，気分の変調・身体的な不具合・ストレス関連障害といったほかの重篤な機能不全に陥ってしまうこともあります。

　多くの回復途中のアルコール依存症者は薬物をやめていても自殺を試みたり，身体的・感情的にひどい状態に陥ったりします。これは回復ではありません。飲酒したり薬物を使用したりすることだけが再発プロセスという考え方では，ソブラエティの状態での依存症の症状を治療する妨げとなってしまいます。ソブラエティの状態での症状は，心理的・精神的な問題としてないがしろにされたり，間違って理解されたりすることが多くありました。急性期離脱や PAW として出現する抑うつ状態・困惑・不安などは依存症状と考えられないこともあります。そのためこういった症状に対する適切な治療は，研究されてこなかったし，回復者に提供されたり勧められてきていません。依存に関連したこれらの問題に悩まされている回復途中の人の多くは，依存症がこのような症状を引き起こすことをほとんど，あるいはまったく知らない心理士や精神科医を受診しているのです。

　再発プロセスをこのように広くとらえると，生活の中心と

なるのは単にアルコールや薬物を使用するか使用しないかということではありません。アディクションによるダメージからの回復，ソブラエティの状態での依存症状の対処を身につけること，生物－心理－社会的により健康的になることが中心となります。つまり生き方が健康的な生活を中心に考えられるようになるのです。アルコールや薬物の問題が中心ではありません。

　ソブラエティの状態での依存症状をなんとかしようと努力することで，依存的な使用を始めてしまう前に，再発の早期のサインに気がつくことができるでしょう。依存的に使用することだけが問題ならば，飲むのをやめてさえいればもう大丈夫と考えてしまいます。飲酒と同じくらいに深刻になりうる問題に関心がもてなくなってしまうのです。人生の中の大切な面に目を向けないことは回復にとってはとても危険です。

アディクション代替物の役割

　一度薬物に依存するようになると，気分を変えるほかの薬物にも依存するようになる傾向があります。とりわけ二番目に使用した薬物が最初の薬物に似ている場合，このことが当てはまります。このことをクロス・アディクションといいます。ある薬物に依存ができると，それと同じグループに属す

るほかの薬物にもすぐに依存が形成されます。身体的な理由が第一です。あるタイプの薬物に依存が形成されると，体は似た薬物に対して同様の反応をするのです。

　ほかのグループに属する気分を変える薬物にも依存が形成されることがあります。こういった新しい薬物へのアディクションは徐々に形成されます。ほかの色々な薬物に依存の対象が移ることがあります。このプロセスはアディクションの等式と呼ばれるものでよく理解できます。

苦痛＋アルコール／薬物＝その場の楽しみ＋将来の苦痛

　生活を乗りきるために薬物に依存している人は，初めに使った薬物に依存するようになります。その薬物を中断したとしても単に別の薬物を代用するようになり，新しい薬物に対して依存が形成されていくのです。

　代わりの薬物は最初の薬物ほど苦痛を和らげてくれないかもしれません。こういった状態では依存症の人は最初の薬物のことを考えるようになり，とても欲しがるようになってしまいます。さらに，その薬剤に依存している間は判断力が鈍り，初めの薬物を再び使用してしまうようになるかもしれません。

　あるアディクションからほかのアディクションへ変わることは完全な回復ではありません。自分では安全と思いながら大量のニコチンやカフェインを摂取したり，マリファナを

吸ったり，ダイエット剤，薬局で買える睡眠補助剤などを使用することはアルコールやほかの薬物と異なってはいても，次の依存につながる危険がとても高いのです。

ある種のアディクションがほかのアディクションよりも有害なのは事実です。また，アルコール，コカイン，ヘロインといったものに対するアディクションはカフェインやニコチンなどへのアディクションより危険です。アルコールやマリファナ依存で生じる深刻な問題はカフェイン依存ではあまり起こりません。またカフェインやニコチンを使用量を増やさずに使い続けることができる人もいます。しかしカフェインやニコチンを依存的に摂取することが致死的であるということも事実です。ニコチン依存による癌で亡くなる人は，ほかのどんな薬の使用で亡くなる人よりも多いということがアメリカ癌協会によって報告されています。

カフェインにある問題

アルコール依存から回復途中の人がカフェインを依存的に使用すると，健康や身体の機能に有害であり，またアディクションサイクルを再燃させる可能性があることが過去数年の研究でわかっています[94]。ジョン・ブラトナーはカフェインの使用と回復との関係についてさらに研究しました[96]。彼の研究結果は説得力のあるものでした。まず，アルコール

依存症者はアルコール依存症でない人よりもカフェインの消費量が多い傾向にあるということです。カフェインを大量に摂取する回復途中のアルコール依存症者が，カフェインを摂取すると身体的ストレスや不安といった症状が増悪すると報告されています。また，カフェインを摂っていないときにも，頭痛がしたり，ひどくいらいらしたり，感情的に大げさになることが報告されています。これらの症状はカフェインの離脱によるものなのです。

ブラトナーの研究で最も大切なことは，カフェインを多量に摂取する人に再発の傾向が強いという点です。カフェインは次のようにして再発を促進していると考えられます。カフェインをたくさん摂る人はカフェインによる不安・ストレス・いらいら・過剰反応に悩まされています。しかし，こういった症状がカフェインによるものと思わないため，これから自分たちに起こるかもしれないさらに深刻な事態を恐れるのです。過剰に反応してしまうとその場その場で問題が起こり，せっかく培ってきた理性的な問題対処ができなくなってしまいます。そして，結果としてさまざまな問題を悪化させ，怒り，フラストレーションが高まって再発の危険性が大きくなるのです。

カフェインを多く摂ることと再発の関係がさらによく知られるにつれて，「気分を変える薬」とは何かという私たちの概念は，以前は回復には悪影響を及ぼさないと考えられていたカフェインやニコチンといった薬物も含むまでに広がった

のです。

再発における強迫的行動の問題

　強迫的な行動は，過度な興奮や感情失禁を生み出す反応であり，長期間の苦痛や不快の後に起こります。こういった行動は内的にも（考えたり，想像したり，感じたり），外的にも（仕事したり，遊んだり，話したりなど）起こります。強迫的な行動をとることで，しばらくの間は気分良く感じることができますが，長い間続くと疲れてしまいます。

　アルコール依存症や薬物依存症からの回復プロセスにある人は，飲酒や薬物使用の代わりに強迫的な行動をとりがちです。なかには，回復を妨げるほどのひどい強迫行動に発展する人もいます。

　依存の等式を思い出してください：

苦痛＋アルコールまたは薬物＝その場の快楽＋将来的な苦痛

　アルコールや薬物の代わりに，強迫的な行動に依存するようになると等式は次のように変わります：

苦痛＋強迫行為＝その場の快楽＋将来的な苦痛

　この等式は，アルコールと薬物の代わりに強迫行為となっている点を除いて同じになっています。

　よくある強迫行為を8つのグループに分類してみましょう。

1. **食事と食事制限** ── これには過食と過度なダイエット（アノレキシアともいわれる）が含まれ，大量の食事の詰め込み（ブリミアともいわれる）とその後の強迫的な食事制限または嘔吐の組み合わせです。
2. **ギャンブル** ── 危険を冒したいという衝動的な欲求。
3. **仕事と達成** ── 忙しくし続けたり，何かを達成したり，いろんなことで優れていたいと思う強迫的な欲求。
4. **エクササイズ** ── 体を駆使して身体を刺激したいという強迫的な欲求。
5. **セックス** ── 性行為をしたいという強迫的な欲求。
6. **スリル** ── 過度なストレスやスリルを経験したいという強迫的な欲求。
7. **逃避** ── 日常の決まり切った生活から逃げたいという強迫的な欲求。
8. **浪費** ── 買い物したり，何かを得たいという強迫的な欲求。

強迫的な行動
1. 食事と食事制限
2. 賭け事
3. 仕事と達成
4. エクササイズ
5. セックス
6. スリル

7. 逃避
8. 浪費

　デイブはマリファナ依存のため家族を失いそうになりましたが，その後，実際に家族を失ってしまったのは強迫的なランニングのためです。彼がマリファナ依存の治療を始めたのは，彼の妻と子どもが家を出て行った時でした。彼が治療を始めることになって，家族は家に戻ることに同意しました。回復プログラムの1つとしてデイブはランニングを始めました。週3日3マイル走ることを目標として，すぐに目標を達成しました。しかし彼は満足しませんでした。彼は毎日走ることにしたのです —— 仕事の前，昼食の時間，そして仕事の後も。デイブがソブラエティとなった今では，家族は彼が家族の生活に戻ることを期待しましたが，家にほとんどいないことに失望してしまいました。彼はレースに参加し，大会のためにあちこち移動していたのです。デイブは走らない日は落ち着きなくイライラするようになりました。彼が決まって「ほら，薬は使ってないじゃないか」と言う言葉を妻は認めませんでした。彼女はこういったソブラエティの状態では以前と同じように夫として何もしてもらえないと判断し，夫から離れていきました。この例は，強迫的な行動が物質依存と同じように問題を起こしてしまうことの一例です。

前向きのストレス解消 対 強迫的行動

　同じ行動でも強迫的になされる場合とそうでない場合とがあります。強迫的行動かどうかは行動の内容ではなく，その仕方によって判断されます。どんな強迫的な行動でも，長い期間にわたって苦痛や機能不全をもたらすことがなければ，それは生産的です。

　強迫的な行動と前向きなストレス解消には違いがあります。良いストレス解消は苦痛がない楽しみをもたらしてくれる活動です。言い換えると後になって苦痛にならないのに，現在も良い気分になるのです。例を挙げると，健康的な運動が良いストレス解消のひとつです。運動すると心地よく楽しくエネルギーを発散することができます。しかも，合理的に，強迫的になることなく，実践できるのです。その結果，後になっても問題が生じません。

　健康的な性行為も良いストレス解消です。お互いに愛し合い，いたわり合っている二人の間で安全に，また責任ある方法で性行為が行われるのであれば，それは楽しみでありお互いの財産です。健康的な性行為は強迫的ではなく，お互いにとって高め合うことであり，お互いに自分の意志で決めることができることであり，好ましくない結果にならない状態でなされるものです。

　どんな強迫的な行動も，良いストレス解消行動と紙一重であって，強迫的ではなく，また節度をもって行われれば問題

にはなりません。強迫的に行動することは，ある人にとっては薬物を使用することと同じです。その目的は気分を変え，心を閉ざし，現実から逃れるためなのです。現実の苦痛に対処しようと思ってする行動は強迫的となってしまいます。現実を高め，現実とうまくやっていくことの手助けとなるような行動は良いストレス解消です。

　良いソブラエティの状態にいて，再発を避けようとするのならば，強迫的な行動をやめ，苦痛のない楽しみを与えてくれる建設的なストレス解消を見極めて実行することが賢明です。

　アルコール依存症者や薬物依存症の人の中には強迫的な行動のために深刻な事態を引き起こしてしまう人がいます。強迫的な行動をやめようとすることは苦痛が伴い，離脱のような気分になります。こういったことが起こってしまうと，強迫行動をやめるために支援が必要になるでしょう。実際に二つの問題を抱えることになるのです。つまり薬物に対する依存と強迫行為の二つです。支援を得るのを躊躇することはありません。援助によってソブラエティの状態はより心地良いものになり，また再発から免れるのです。

強迫行為とは何をするかではなくどのようにするかである

再発プロセス

　再発のほかの症状，ニコチンやカフェインのような「許される薬物」とのクロス・アディクションや強迫的行動に注意を払わないでいると，再発（ソブラエティの状態でありながらうまくやっていけないこと）のプロセスが始まってしまいます。再発プロセスに注意を払うと，実際に再発が起こる前に警告してくれるサインがいくつかあることに気がつきます。再飲酒の前に再発のサインがあると気づくと，他に助けを求めることができるし，再発プロセスに陥らなくて済むのです。

　ソブラエティでいることは依存的な薬物をやめることと，強迫的な行動をしないことと，さらに生物－心理－社会的な健康が高まっていくことです。ソブラエティでいることはこの三つがすべてです。さらにいうと，これら三つのことを達成したときがソブラエティであり，達成できなければソブラエティではないのです。飲酒しているかどうか，薬物を使用しているかどうかだけではソブラエティとは断定できません。ソブラエティでいることを徹底することが必要です。

ソブラエティとは
依存性薬物をやめていること
　＋　**強迫的行動をしないでいること**
　＋　**生物－心理－社会的に健康的であること**

再発予防プランニングは，断酒や断薬だけでは依存症の症状はなくならないという事実が前提になっています。依存症は二つの切り口がある病気です。一つ目は飲酒をしているとき，薬物を使用しているときです。これはこの病気のわかりやすい面です。わかりにくいのはこの病気が使用を中断しているときにも症状が出現し，回復しようとしているときにも意地悪く犠牲を強いてくることです。このソブラエティでの症状はアルコールや薬物を使用しているときと同じくらいに強力であり破壊的です。このことがきちんと理解されず気づかれていないことが多いので，ソブラエティでありながら症状が現れたときには手立てがないと感じがちなのです。

ソブラエティにおいて生じる症状こそ再発につながります

ソブラエティでありながら否認するということ

　回復を否認することはとても容易です。アディクションについて知識があって，アルコールや薬物を中断していても，自分に都合の良い考え方に慣れてしまっています。残りの人生を回復のプログラムに注意深く従っていかなくてはならないと認めることより「今は断酒しているからすべてうまくいっている」と言ってしまう方が簡単なのです。
　現実をそのまま受け入れることが不快であったり恐ろし

かったりするとき，これらを否定したり，心の中でより恐ろしくないものに変えることは簡単です。苦痛に満ちた情報を選別して避けることは，短い間は安心できる対処方法の一つですが，長い目で見るとさらに苦痛になるでしょう。はっきりと気づかないことでいるのは危険な感覚です。大変な現実を意識の外に追いやって何とかやっていくこともできますが，代償が必要となります。その代償はおそらく再発でしょう。

　誤った判断をしてしまうような環境や状態というのは確かにあります。そういった状況において，否認したり，自分をごまかすような考え方をしたり，回復プロセスにおいて何が必要であるのかを理解しにくくする正確な知識がなかったりすると再発に陥ってしまいます。

　再発プロセスが起こるには前もってサインがみられます。こういったサインに気づくことが不快であったり恐ろしいものであったとき，意識の外に追いやったり，受け入れやすい現実に「ゆがめて」しまうことは簡単です。そうすることで，その時は安心できますし，快く感じることができます。しかし，そうすることによって再発プロセスはさらに進んでしまい，コントロールできなくなるまでそういった惰性を積み重ねてしまうのです。

　再発のサインは大抵気づかないうちに進みます。意識の外にあるために，再発の症状はひどくなっているのです。症状がコントロールできなくなるまではっきりと気がつかないの

です。きちんと気づいて，判断し，行動することができないのであれば，再発が突然起こってしまう前に，再発プロセスを防ぐことはおそらくできないでしょう。

　再発は実際に起こりえることですが，避けることもできます。再発を防止する方法によれば，ソブラエティの症状に対処していく方法を身につけることができるし，手遅れになる前に意識することができます。うまく対処できなくなる前に，再発のプロセスを妨げることができるのです。

　自分の過去から学ぶこともできます。実際，過去は最も優れた教師です。どういったことがうまくいったか，どういったことがうまくいかなかったかを教えてくれます。過去からどのようにしてソブラエティでいられるかを学ぶことで，将来，依存的にアルコールや薬物を使用しないでいられます。また感情的・身体的破綻といったほかの機能不全を避けることもできるのです。

　回復プロセスには，依存的な使用に戻ってしまう前に予知できるサインがたくさんあります。その再発サインは，考えることや行動することにおいてのわずかな変化から始まります。自分のアディクションが既に最優先の問題でないと確信し，さらにほかのことが重要に思えてきます。そして回復プログラムで身につけた新しい行動でなく，かつての行動をとるようになります。以前の行動では以前と同じ問題を引き起こし，以前の否定的なふるまい方をするようになります。こういった変化のためにさらに不愉快となり，再使用に戻って

しまうのです。しかも使えるから使うのではなく，望んで使用してしまうのです。それでも，考え方やふるまい方において起こってくるこういった変化におそらく気がつかないのです。

　再発予防プランニングによって，こういった変化に気づくことができるようになりますし，薬物・強迫的な行動に変わるポジティブな方法や，孤独であったり逃避したり否定的にならない方法を選ぶことができるようになります。方法を身につけると，どの段階でも再発のプロセスを防ぐことができるようになります。

　問題が生じる前に，家族，友人，カウンセラー，自助グループのメンバーが関われる手立てを計画しておく必要があります。再発による破滅的な結果を避けるために，他の人に手助けしてもらうルールを作っておく必要があります。再発を防ぐことは，再発のサインに気づき，人生からそういったサインを取り去るために行動を起こすプロセスなのです。

第Ⅶ章
再発症候群

　アディクションからの回復プロセスには積極さが必要です。回復途中の人は日々の回復プログラムに励まなければなりません。自分がアディクションに病んでいることを日ごと思い起こさなければなりません。効果的でかつ生産的な生活のためのガイドラインを示した回復プログラムに積極的に励まなければなりません。

回復とは下りのエスカレーターを上るようなもの。立ち止まることはできません

　アディクションからの回復は，下りのエスカレーターを上ることに例えられます。立ち止まることはできません。前進することをやめてしまうと，後ろへ下がってしまうことに気づくでしょう。特に何もしなくても，再発する方向へと症状が進みます。適切な回復段階を踏まないだけで進展します。
　症状は断固とした回復プログラムがなければ自然と発展していくのです*。一度回復プログラムをやめてしまうと，ま

もなく PAW が出現し，その症状に対して何の策も講じなければ，我々が**再発症候群**とよぶコントロール不能な時期を経験することになります。PAW のコントロールができないと，結局，再発症候群に陥るのです。

　PAW 症状は，回復途中にある方の多くに認められますが，その重症度はさまざまです。どのように症状を管理するかによって再発症候群の重症度が決まるのです。

再発症候群＝PAW—症状管理

　PAW を経験したとき，その症状を効果的に処理するために必要なことを何もしなければ，結局は再発症候群が起こります。コントロール不能になる前に，微妙な警告サインが現れたり，思考，感情，人格に多くの変化を認めます。そしてついには自分自身をコントロールできなくなります。中断させる策を講じなければ，アルコールや薬物使用や，ほかの何らかの感情的,肉体的な急性反応へとつながる道へ陥ります。

　再発プロセスとは，飲酒や薬物使用のよう行動に関することだけではないと常に気に留めておかなくてはなりません。酒や薬物への圧倒的な欲求が生じるまでに一連の出来事が起こります。これらの一連の出来事がわれわれの言う再発症候群なのです。

＊　再発までのプロセスに関する多くの研究，記事があります。(文献リストの RELAPSE のパートを参照)

警告サインが明らかになる前にこの進行をとどめることは不可能ではありません。明らかなサインが出現するまで何も対処しない場合，再発症候群を予防することはとても困難になります。というのは，その段階では既に自分の判断力や行動をコントロールすることができなくなっているからです。再発は必ずしも意識的に選択されたものではありません。再発した人々は，一般的に再発への早期の警告サインを意識的には気づいていないことが研究でわかっています。後になり振り返って何が間違っていたのかを特定することができるのです。しかし，その時点ではその問題が生じ，そして発展しつつあることに気づいていなかったのです。再発のサインは無意識のレベルで発展します。警告サインを意識的に自覚するように身につけていかないと気づくことはできないのです。

再発プロセスとは，飲酒や薬物使用だけではありません。酒や薬物への圧倒的な欲求が生じるまでの一連の出来事が再発プロセスです

この進行は，効果的な回復プログラムや効果的な PAW の管理が行われなければ容易に生じます。このプロセスは，普通，何らかの変化から始まります。変化は生活上，普通に起こる要素ですが，ストレスの主要因となります。その変化とは，ある方法で対応するように強いられるような外的な出来

事かもしれません。あるいは，考え方や態度における変化かもしれません。

　変化によって，過剰に反応しがちとなり，おそらく耐性が低いと思われるストレスが生じます。ストレスの程度が上がると，通常，ストレスの存在を否定する傾向となり，**否認**のメカニズムの引き金になります。この否認のメカニズムがアディクションの病の一部分なのです。かつて常用を正当化したときと同様にストレスを**否認**し始めるのです。「私には何一つ問題ない。私はうまくやりこなせる。何でもないのだ」

　湧き上がったストレスによって **PAW** の症状が強まりますが，否認しているために生じている事柄を直視しない状況が続きます。何らかの対処をしなければ PAW 症状は悪化します。自分の思考，感情，記憶のコントロールが効かなくなります。明瞭に考えることができず，過剰な反応をして単純な事柄を記憶することもできなくなるのです。ストレスによって強まるのです。考え，感じ，記憶する能力がコントロール不能になります。

　そして自分の行動が制御できなくなります。同じ場所で同じ活動をしようとしても，**行動が変化**していることに気づきます。同じ行動をとれないのです。人々への接し方が変わります。お互いの影響の仕方が変化し，**社会構造に亀裂が生じます**。

　事実，すべての**生活構造が破綻します**。日々の決まりごとを変えてしまいます。安定したおだやかな生活を送るための，

規則通りの習慣をやめてしまいます。回復への計画を怠り，避けるのです。

　ついには**正しい判断能力を失います**。正常な精神状態であれば決してしない悪い選択をします。結果として，間違いを起こし，危機を招きます。生活を管理できなくなります。制御不能となります。もはや生活が自分の支配下にないことに気づきます。**気が狂う**と感じるでしょう。自殺するか，あるいは酒や薬物でその痛みを消さなければ気が狂うほかに道がないと思うでしょう。**選択肢はほかにない**と考えるのです。

　この時点で，急性の悪化状態に瀕しています。生活が堕落してバラバラになります。他の選択肢よりまだましと感じて再び使用に走るかもしれません。しかし，再発症候群を経験した人すべてが使用に至るわけではありません。同様な破壊的な選択肢を経験する人もいます。自殺を企てたり，深刻な事故で自分を傷つけようとする人もいます。ある人は神経衰弱となったり，肉体的精神的に崩壊したりします。ストレス関連性の病気，例えば偏頭痛や胃潰瘍，高血圧などに発展します。

警告サインが明らかに出現するより先に再発症候群を妨ぐことは可能です

　ケネスという47歳の男性には，結婚して2人の10代の子どもがいました。彼は7年間断酒してきていました。彼にはたとえ

死んでも二度と飲まないという確固たる自信がありました。同じ鉄道会社に 17 年間勤めていました。

　彼は数年間夜勤を勤め，仕事に対する管理が軽く，余剰収入のための残業も自由にすることができました。人員削減のため，彼は日勤へと異動になりました。

　配置換えの結果それまで起きていた時間に眠ることができず，また残業ができないことで経済的な問題が生じ，多くのストレスが降りかかりました。さらに，家族と一緒にいることが多くなり，子どもたちによる騒音になかなか慣れることができませんでした。

　周りの人々からいつもよりもイラついていることを指摘されても，ケネスは繰り返し「大丈夫だよ，じきに慣れるよ」と答えるだけでした。

　まもなく彼は子どもたちが自分をイラつかせるためにわざと音をたてていると感じるようになりました。妻がけんかを挑発しているように感じ，彼の頭の中はいつも暗く混乱しているようでした。ほんの些細な決断をすることも難しくなりました。

　彼は AA ミーティングの夕方のメンバーを日中のメンバーほど好きになれず，ミーティングを簡単に休むようになりました。普段であればすぐに友達に声をかけて冗談を言うにもかかわらず，声をかけることも冗談を言うことも次第に少なくなっていきました。何もしなくても，彼は爆発して言葉の虐待へと至ってしまいそうになりました。

　ケネスの子どもたちは彼が家にいても周りに近づかなくなりました。妻はキレてしまい，もうこれ以上我慢できないとスポンサー

に打ち明けました。

　結局ケネスはAAにまったく出席しなくなりました。もはや仲間と喫茶店でコーヒーを飲むことも，友達と夕食を食べに行くこともしなくなりました。自宅で食事を取ることが滅多になくなり，三度の食事よりも軽食ばかり摂るようになりました。

　経済的な失敗のため，ケネスは自分の大事なトラックを売却し，維持費が2倍かかるような古いトラックを購入しました。そして洗濯機やテレビを修理するよりも車道を再舗装してもらうことにしました。誤った判断により経済的な問題がさらに深刻となり，ほかの日常的な問題が生じました。過眠がちで病気がちとなって仕事に行かなくなりました。

　妻は離婚を真剣に考えるところにまで達し，彼には仕事先から二度は口頭で，一度は書面で警告があり，彼の子どもたちはけんかを避けるために友達のところに逃げ込みました。

　この段階でも飲酒はしようとせず，ケネスは自殺を考えるようになりました。「電車の下敷きになったらどうなるだろう……」

　妻は再発を食い止めることができるはずと考えて彼に治療か離婚かを選択させました。彼は治療を選びました。自殺ではなく生を選んだのでした。彼は飲酒したわけではありませんでしたが，再発に対する治療を求めたのでした。

再発症候群はアディクションにおけるソブラエティの状態で起こる病気である

再発症候群により健康と幸福は壊れてしまいます。家族や生活スタイルまでもが崩壊します。アディクションにおけるソブラエティの状態で起こる病気であり，回復途中にある人々が荒廃しかねない病気なのです。

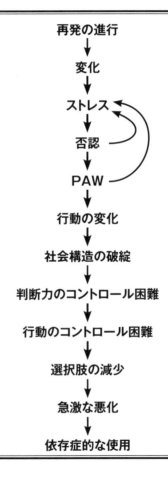

回復途中にある人の多くは，使用さえしなければ回復は順調だと信じています。しかしこれは間違いです。再発のプロセスは使用に至るずっと前から始まっているのです。自分自身の中で密かに始まっているということを忘れないでいただきたいのです。潜在意識下で起きているために長い間その進行に気づかないのです。

外的な警告サインはあっても，予測できるパターンを理解していなければそれらに自分で気づくことはできません。周囲の人々もおそらくそれを認識することはできないでしょう。再発症候群はしばしばほかの病気のように見えるからです。

再発症候群は適切な治療で回復可能です。再発のプロセスの段階を理解すれば，進行を食い止めることができるのです。

再発症候群を食い止めること

再発を食い止める最善策は PAW の管理です。しかし，既に機能不全に陥っている場合には，それらの方法を活用するには既に手遅れになっているでしょうし，安定し，さらなる進行に至らないためには何らかの援助が必要になるでしょう。

第一に，容易に危機に陥り，酒や薬物を使用しないように，適切に調整された環境を活用することです。問題になった事

柄が激しいものではなければ，しばらくの間，静かで平穏な環境にいることがプロセスを取り戻すのに有効になるでしょう。事態がやや深刻であれば，しばらく仕事から離れてその問題がひどくなるような場所や人から離れることを考えることが必要かもしれません。

　再発症候群が深刻であれば，使用に至ったりあるいはそのほかの形で大きく破綻したりする前に入院が必要かもしれません。機能不全のエピソードに急に陥ると，使用しなければ気が狂って自殺してしまいそうだと感じることがあります。ほかの選択肢があることをあらかじめ認識している必要があります。入院治療もその一つなのです。解毒に行くのではなく，深刻な結果に至らないように入院プログラムを選ぶ方が優れているのです。

　飲むぐらいなら死んだ方がましだと言う人もいます。このため，回復途中のアルコール依存患者の自殺率が高いのです。酒や薬物使用から立ち直ることができるのに，死から回復することはできないのですから，この事実は大変悲しいことです。万が一，痛みがつらくて自殺も考えているほどであるのなら，すぐに助けを求めるべきです。

　重要なことは，再発症候群の気づき方を知り，破壊的ではなく建設的な選択肢があることを理解し，自分にも選択肢があるとわかっていれば，いつでも再発症候群を食い止めることができるのです。

再発の段階と警告サイン（外面的な機能不全症状）

　再発のプロセスにおいては，回復途中にある人は飲酒していないときに苦痛を感じて不愉快になることがあります。この苦痛と不愉快さがひどくなると，回復途中にある人でも飲まないと普段通りに生活できなくなり，ソブラエティでいる苦痛に比べれば飲酒することは悪いはずがないと感じるようになります。1973年にゴースキーが118人の回復途中の患者との臨床面接を通して，37の再発警告サインを挙げています。回復プロセスの患者には4つの共通事項がありました。(1) 彼らは21または28日間のアルコールリハビリプログラムをやり遂げていたこと，(2) 自分は回復途中にあり，安全に酒や薬物を使用できないのだと認識していたこと，(3) AAと専門の外来カウンセリングを利用しながら永久にソブラエティであり続けようと意識して退院したこと，(4) ソブラエティであり続けようと当初決意していたのに，結局は飲酒に戻ってしまったこと。

　この臨床調査で最も共通して認めたサインは，再発の警告サインを描写したリストにまとめられています。これらのサインは10段階に分けられ，よりわかりやすいように表現を微妙に変えてあります。

段階Ⅰ：内的な変化

この段階では，外見上は良好に見えるが，内的には依存的な考え方や不快な感情への対処をし始める。最も共通した再発警告サインは以下の通りである。

☐ 1-1　**ストレスの増加**：いつもよりストレスを感じるようになる。簡単にそれとわかるような問題や状況が原因となるときもある。また，時間がかかってようやくストレスを生じるような小さな問題が原因のときもある。

☐ 1-2　**思考の変化**：自分の回復プログラムが以前ほど大切だと感じられなくなる。順調だからプログラムにそれほど努力を注ぎ込まなくて良いと感じることがある。また，回復プログラムが役に立たないと感じ，「何をやっているのだろう？」と自問する場合もある。

☐ 1-3　**感情の変化**：不愉快な気持ちになり，いやな気分になる。多幸的になり，本当は違うとわかっていてもすべてが思い通りであるような気持ちになることがある。あるいは，憂うつな気分ですべてがうまくいかないような気持ちになる場合もある。このような感情の激流は自分に良くないことはわかっている。

☐ 1-4　**行動の変化**：行動に変化が生じる。まだ外面上は問

題なく見られ，思われているが，内面の奥底ではプログラムを今までと同じように行っていないことをわかっている。内心，何か間違っていることに気づいている。

段階Ⅱ：否認
　この段階では，自分の思考や感情に注意を払い，周囲に正直に話さなくなる。よくある再発の警告サインは以下の通り。

☐ 2-1　**自分自身を心配する**：自分の思考，感情の変化に対して不安になる。不安がよぎるが，その持続は通常短時間である。ソブラエティでいられないのではないかと心配することがあるが，あまりそのことは考えたくない。

☐ 2-2　**心配していることを否定する**：不安に対し，以前のアディクションときと同様の態度をとる。否認し，実際と異なっていてもすべてが順調であると自分自身に言い聞かせようとする。否認によって自分の問題を忘れ，しばらく気分が改善することがある。通常否認をしているときには自分の否認の状態には気づかない。その状況を後で考えて初めて気分の悪さとその感情をいかに避けているかを認識する。

段階Ⅲ：逃避と防衛
　この段階では，思考や感情や行動の変化に正直でなければならない。人や物すべてを避けようとする。よくある危険サ

インは以下の通り。

☐ 3-1　**自分は酒や薬物を絶対使わないと信じている**：おそらく二度と酒や薬物使用には戻らないので，回復プログラムに多くの労力をつぎ込まなくて良いと確信する。この思考を自分だけのものにしておく傾向がある。対立することを恐れ，カウンセラーやほかの回復途中の人々にはこの考えを話せないことがある。あるいは，彼らには関係ないと考えることもある。

☐ 3-2　**自分自身ではなく他人の心配をする**：自分自身の回復よりも他人がソブラエティでいることのほうが心配となって注意が自分自身からそれてしまう。友人や配偶者の飲酒や使用，周囲にいる回復途中の人々の回復プログラムを個人的に判断する。この判断は自分だけのものにして人には話さない。しばしば「他人のプログラムをやっている」と言われる。

☐ 3-3　**防衛**：批判されることや直面することを恐れ，個人的な問題や回復に向けて自分が行っていることについて話し合うことには気が進まない。自分の回復プログラムに関して質問されたり自分の回復に関して直視したくない事柄を他人から指摘されると，おびえ，怒り，防衛的となる傾向がある。

☐ 3-4　**強迫的行動**：不快に感じている事実から気をそらす

ように行動が強迫的になる。昔ながらの頑なで自滅的な思考, 行動様式に没頭し始める。良い理由がないにもかかわらず同じことを何度も繰り返す傾向になる。話し過ぎない, あるいはまったく話さないことで会話をコントロールしようとする。必要以上に働き始め, 多くの活動に関わり始める。他人からは, 12ステップの営みとミーティングの司会に熱心に関わりあっている自分は回復の模範だと思われている。治療グループでは「治療者（therapist）」の役を演じることで活動的となるが, 自らの個人的な問題に関しては話そうとしない。無理しないと気軽でくだけた人間関係を築くことができない。

□ 3-5 **衝動的行動**：判断力が貧困で熟考せずに衝動的に行動するため, 自分自身の問題が生じ始める。通常このために時々大きなストレスが生じる。個人的には気分が悪くなる場合もあるが, 言い訳をして問題を他人のせいにする傾向となる。

□ 3-6 **孤独への傾向**：他人といると窮屈に感じて一人で過ごす時間が多くなる。通常他人から離れていることに良い理由と良い言い訳を用意している。孤独を感じ始める。他人と一緒に過ごすことで孤独感を処理するのではなく, さらに強迫的に独りで行動しようとする。

段階Ⅳ：危機の高まり

　この段階では，自分では理解できないソブラエティでの問題が生じる。問題解決を望み懸命に努力しても，解決できる問題に代わり二つの新たな問題が浮かび上がる。よくある危険サインは以下の通り。

□ 4-1　視野の狭さ：自分の人生はばらばらで関連性の無い一つ一つから成っていると考え始める。生活のほんの一部分に焦点をあて，ほかのすべての部分を封鎖する。時には良い部分だけに焦点を当て，悪いことはすべて封鎖する。この場合，事実に反してすべてが順調だと思い違いをする。時にはうまくいかないことばかりが気になり，釣り合い悪くそれを呪う。こうして人生には良いことが起きているにもかかわらず，すべてが思い通りになっていないように感じるようになる。結果「大きな青写真」を見失い，人生の一部で起きていることがほかの部分でどのように問題となりうるかわからなくなる。問題が進展してもなぜなのかわからない。人生は不公平であり，自分は何に対しても無力であると思う。

□ 4-2　抑うつ症状：抑うつ的となり，落ち込み，憂鬱で，気乗りがせず，無感情になる。活気が低下し，過眠がちとなり，滅多に良い気分や充実感を感じなくなる。うつについて話すことはないが，ほかのことに忙しくなることで紛らすことができる。

□ 4-3　建設的な計画の喪失：先々の計画をしたり，次に何をしようか考えたりしなくなる。「今日一日」というスローガンは，先のことを計画したり今後の行動は考えたりしなくて良いという意味だと受け止めるようになる。詳細な内容への注意が徐々に減少する。気乗りがしなくなる。計画は現実（実際はどうなのか）よりも希望的な思考（どうあってほしいと望むか）に基づくようになる。その結果，非現実的な計画を立て，計画の実行に際する詳細なことには注意を払わなくなる。

□ 4-4　計画が失敗し始める：計画は失敗し始め，新たな問題が生じる。問題に過剰反応したり，処理を誤ったりしがちとなり，新たにより大きな問題が生じる。仕事，友人，家族，金銭に関して，かつてアディクション的に使用していた頃と同様な問題を抱え始める。問題を抱えて罪を感じ，自責の念に駆られる。問題を解決しようと努力するが，事態はいつも間違った方向に進み，より重大で意気消沈させる問題が生じるようである。

段階Ⅴ：固定

　この段階では，管理できない問題の無限の潮流に取り込まれたと感じてあきらめたくなる。必要だとわかっていることでも着手したり自らを強いたりすることができないのではないかと思う。

□ 5-1　**白昼夢と希望的観測**：集中力や思考力がさらに低下する。逃避や起こりそうもない出来事による「すべてからの救出」を夢見ている。会話の中に「……しさえすれば」が多くなる。夢想にふけ，得ようとする努力なく，願望を持ち始める。

□ 5-2　**何も解決できないと感じる**：自分が決して正しいものを得ることができない失敗者であるような気分になる。失敗は現実かもしれないし，想像かもしれない。小さな問題を過大視して不釣り合いに激怒し，正しい行いには注意が向けられない。「一生懸命やってきたけれども回復はまったくうまくいっていない」と考えるようになる。

□ 5-3　**幸福への未熟な願望**：「幸せになりたい」または「物事をうまく運びたい」という漠然とした願望はあるが，その実現のための計画はしない。幸せになりたいが，幸せになるための方法がわからない。望んでいる幸せのために一生懸命働いたり犠牲を払ったりしようとは思わない。魔法のような出来事が起こって苦しみから救われることを期待し始める。

段階Ⅵ：混乱と過剰反応

　この段階では，明瞭な思考や，思考，感情，行動の自己管理が困難になる。短気になり，些細なことに過剰に反応しがちになる。よくある危険サインは以下の通り。

□ 6-1　明瞭な思考の困難：通常であれば単純な問題を明瞭に考えて解決することが困難になる。思考が空回りしてやめることができないときもあれば，考えが止まったようにうつろになることもある。思考が迷走して数分しか思考し続けられない。混乱し，ある事柄が他の事柄とどのように関連，影響しているのかがわからなくなる。人生と回復のために次にするべきことを決断することもできなくなる。その結果，明瞭に考えることができれば避けるような悪い決断をするようになる。

□ 6-2　気持ちや感情の管理が困難：自分の気持ちや感情の管理が困難になる。感情的に過剰反応をして過敏になることがある。また，無感情になり自分が感じていることがわからなくなることもある。明らかな理由がないのに調子がおかしいと感じたり「狂った感覚」をもったりする。気が狂ってきたと感じ始める。強い感情の揺れが出現し，周期的に抑うつ感，不安，恐怖が出現する。その結果，自分の気持ちや感情を信じられなくなり，それらを無視したり，ふさいだり，忘れたりする。感情の揺れによって新たな問題が生じる。

□ 6-3　記憶力の低下：時々，物事の記憶や新たな情報や技術の習得に問題が生じる。記憶しようとしていることが数分のうちに頭の中で溶解して蒸発するようになる。幼少時，青年期，成人期の重要な出来事も回想できなくなる。時々は明

瞭に想起することができるが，同じ記憶がどうしても頭に浮かばないこともある。これらの記憶から遮断され，行き詰まり，分離されているように感じる。時に想起できないために，記憶力が正常に働いていれば行わないような悪い決断につながることがある。

□ 6-4　**混乱の期間**：混乱する頻度，程度，持続時間が増加する。物事の善悪の判断がつかなくなる。自分が試みることすべてが事態を悪化させているようで，自分の問題の解決方法がわからない。問題が解決できず事態を悪くし続けている自分自身が腹立たしくなる。

□ 6-5　**ストレスの処理が困難**：ストレスをうまく処理することができなくなる。時に無感覚になって日々の小さなストレスに気づかなくなる。また，実際には理由もないのに重いストレスに圧倒されるときもある。ストレスを感じると何をしてもリラックスできない。他人がリラックスするために行うどの方法も自分には効果が無く，またはストレスが悪化する。緊張がひどく自分では管理しきれないようである。普段はできることができないほどストレスは悪化していく。身体的，感情的につぶれてしまうのではないかと恐れ始める。

□ 6-6　**友人へのいらだち**：友人，家族，カウンセラー，回復途中の人々との関係が不自然になる。周囲が自分の行動や

感情に関して気づいた変化について話をされると，脅されているように感じることがある。または，彼らが言うことに全然構わないこともある。口論や衝突が起きると，自分としては解決しようと努力していても事態はより悪化する。後ろめたい気持ちが生じる。

□ 6-7　**怒りっぽさ**：いらだちやフラストレーションを感じる。理由なくかんしゃくを起こし，後になって後ろめたくなる。しばしば違いが生じるはずのない些細なことに対して過剰反応する。制しきれなくなり，暴力を振るわないかと考えて人々を避けるようになる。自分自身を制しようと努力することで，ストレスと緊張がますます増加する。

段階Ⅶ：うつ

　この段階では，抑うつ的になって普段できることができなくなる。時には生きる価値がないような気持ちになったり，時にはうつ状態から逃れようと自殺や飲酒，他の薬物使用を考えたりする。うつ状態のため，それを他人に隠せなくなる。よくある危険サインは以下の通り。

□ 7-1　**乱れた食習慣**：過食をしたり，食欲がなくほとんど食べなくなったりする。その結果，体重の増加や減少が起こる。食事を抜き，三度の食事を食べなくなる。代わりにバランスのとれた，滋養分の多い食べものを「ジャンクフード」

で補う。

☐ 7-2　**行動欲求の欠如**：行動を始めたり起こしたりすることができなくなる。やろうとすると，集中力が無く，不安になり，恐ろしくなり，心配になり，しばしば出口の無い状態に追い込まれたように感じる。

☐ 7-3　**睡眠障害**：不眠になる。眠っても，異常で不穏な夢を見て何度も起き，なかなか再度入眠することができない。断続的な睡眠となり，深くて休息のとれる睡眠は滅多にとれない。夜の眠りから起きると疲れている。睡眠する時間帯が変化する。時には眠れないからと夜ふかしをし，疲れ切っているために朝は寝過ごす。また，時には疲れ切って極めて長い時間眠り，時々24時間やそれ以上眠ることがある。

☐ 7-4　**日々の構造の喪失**：日々の日課がでたらめになる。起床，就寝時間が不規則になる。食事を抜き，不規則に食べる。社会的な行事を取り決めて計画するのが困難になる。せき立てられて負担で押しつぶされそうに感じるときもあれば，何もすることがないときがある。計画と決断したことをやり通すことができず，緊張，フラストレーション，恐怖，不安のためにやらないといけないとわかっていることができない。

☐ **7-5 深い抑うつの時期**：さらに頻回に抑うつ気分が生じる。うつの程度は悪化し，持続時間が長くなり，生きることの障害となる。また，他人にも気づかれ容易に否定できなくなる。うつは無計画で構造化されていない時間に最もひどくなる。疲労，空腹，寂寥感により，うつはさらに悪化する。抑うつ気分が生じると他人から離れ，他人に対していらだったり立腹したりして，しばしば自分が何に耐えているのか誰も気づかず，わかっていないと不満を言う。

段階Ⅷ：行動のコントロール困難

　この段階では，自らの思考，感情，行動を制御できない。生産的な日々の予定を守ることができない。いかに自分が機能していないかを未だに否認しており，たとえ人生が混沌として深刻な問題を抱えていても，自身が制御不能であることを認めたがらない。よくある危険サインは以下の通り。

☐ **8-1 AAと治療ミーティングにきちんと行かなくなる**：治療と自助グループミーティングへの欠席の言い訳を探し始める。言い訳を見つけて正当化し，AAと治療の重要性を認めない。「AAとカウンセリングに行っても気分が良くならない。それなのにどうして最優先にする必要があるのか？ ほかのことの方がずっと重要だ」という態度に陥る。

☐ **8-2 「自分は関係ない」という態度**：起きている問題に

対して自分は関係ないかのような態度を取ろうとする。その目的は，無力感および自尊心や自信の喪失を隠すためである。

□ 8-3　**援助に対するあからさまな拒絶**：助けてくれうる人との交流を絶つ。交流が絶たれるのは，他人を追い払うような怒りをぶちまけたり，他人を批判したりけなしたり，そっと周囲から離れたりするためなのかもしれない。

□ 8-4　**人生への不満**：何ごともとても悪いと感じ，事態がもっと悪くなるわけがない，酒や薬物に立ち戻っても仕方ないと考えるようになる。たとえソブラエティでアディクション物質を使わなくとも人生が御しがたいものになってしまったように感じる。

□ 8-5　**無力さと不甲斐なさ**：「始動」することが困難になる。明瞭に考え，集中し，具体的に思考することが困難になる。何もできないような気持ちになり，出口を見失う。

段階Ⅸ：コントロール不能の認識

　この段階では，否認が崩壊し，突然自分の問題の深刻さ，人生のコントロール不能さ，問題に対する自分の力と統制の小ささを認識する。この気づきはとても苦痛を伴い，恐ろしいものである。このときまでに既に相当孤立しているので，援助のために振り返ってくれる人は誰もいない。最もよくあ

る警告サインは以下の通り。

□ 9-1　**肉体的協調運動困難と事故**：肉体的な協調が難しくなり，その結果めまい，バランス不良，手と眼の共同運動困難，反射の低下などが出現する。これらの問題により動きの鈍さを感じ，事故を起こしがちとなる。

□ 9-2　**自己憐憫**：自分自身を気の毒に思い始め，AAや家族の人々から注意を引こうと自己憐憫を始める。狂い，感情的に混乱し，一人の人間として欠陥があり，普通にしていたり感じたりすることができなくなっていることを恥じている。間違ったことを行い，適切な回復プログラムを営まなくなったと思い，後ろめたさを感じる。恥と罪の思いから警告サインを隠し，自分が経験していることを他人に正直に話さなくなる。警告サインを隠し続ければ続けるほど，サインはより強くなる。サインを管理しようとするも，できないことに気づく。その結果無力であることを確信し，自分自身を哀れに思う。

□ 9-3　**社会的使用を考える**：飲酒と薬物使用をすればいい気分になると考え始める。いつか社会的飲酒や気晴らしの薬物使用ができる状態に戻れると期待し始める。次回は本当にコントロールできるかもしれないと考える。時にはこのような考えを思考から追い出すことができるが，あまりにも強く

考えるためにやめられないことがしばしばある。飲酒と薬物使用は気が狂ったり自殺を試みたりすることの唯一の代行手段であると考え始める。実際に飲酒と薬物使用はまともで合理的な代替手段にみえる。

□ 9-4　意識的な嘘：自分の行動に関して否認したり言い訳をして嘘をついたりしていることはわかっているが，やめることができない。コントロール不能であることを実感する。自分の価値を貶める，普通であればしないようなことを普通にやり始める。自分を制したり行動を制御したりできないように感じる。

□ 9-5　完全な自信の喪失：明瞭に考えられず，解決しなければならないとわかっている諸問題を解決できず，追い込まれて圧倒された気分である。無力でどうすることもできないと感じる。自分は役立たずで無能で，決して自分の人生を管理することができないだろうと確信し始める。

段階Ⅹ：選択肢の減少

この段階では，苦痛および自分の人生を管理できないことで追いつめられていると感じる。三つの出口しかないと信じ始める —— 狂気，自殺，そしてアルコールまたは薬物による自己治療である。もはや誰も何者も助けてくれないと考える。この段階に起こる最もよくある警告サインは以下の通り。

□ 10-1　**不合理な憤り**：望んだとおりの方法で振る舞えないことに腹を立てる。時に怒りは世間一般に対してであり，時にとりわけ誰かや何かに対してであり，時に自分自身に対してである。

□ 10-2　**すべての治療とAAの中断**：すべてのAAミーティングへの出席をやめる。もし抗酒剤を飲んでいたのなら，飲み忘れるか，またはわざと定期的な服用をやめるだろう。スポンサーや援助者が治療の一つであれば，緊張と摩擦が高じて関係は普通終わってしまう。助けが必要であると認識しているが，専門的なカウンセリングに参加しない。

□ 10-3　**抵抗できない寂寥感，失望，怒り，緊張**：完全に参ってしまう。飲酒，自殺，あるいは気が狂う以外に出口がないと考える。自分は無力で，絶望的で，今にも気が狂いそうな気持ちになる。

□ 10-4　**行動コントロール不能**：思考，感情，判断，行動のコントロールがより一層難しいと感じる。困難さがより一層進行したために生活全般的に深刻な問題が生じる，それには健康も含まれる。どんなに懸命にコントロールを取り戻そうとしても，それはできない。

段階XI　飲酒と薬物使用

　この段階では，飲酒と薬物使用に戻り，コントロールしようとするが，できず，自分のアディクションは人生を破壊しているともう一度気づく。

□ 11-1　コントロールしながらの使用の試み：飲酒か薬物使用しか方法がなく，使用によって抱えている諸問題がとにかく良くなり，しばらくの間はその問題から離れられると確信する。社会的使用，または短期間のハメはずしをしようと試みる。コントロールされた社会的，レクリエーション的な使用を試みるなら，ほんの少量と決めて飲み始める。短時間ハメをはずすと決めたならば「1回だけ，期間限定，コントロールされたハメはずし」になるような化学物質使用を考える。

□ 11-2　失望，羞恥心，罪の意識：酒と薬物が考えているようには役に立たないとわかって失望する。アディクション的な使用をしたことで，何か悪いことをしてしまったと罪悪感をもつ。自分は欠陥ばかりで人間として無価値であると思い始め，再発することでさらに発展する。

□ 11-3　コントロールの消失：飲酒と薬物使用が螺旋状にコントロール不能へと陥っていく。場合によればコントロールはゆっくりと失われ，場合によればかなり短期間に障害さ

れる。以前と同様に頻回に使用を始める。

□ 11-4　**生活と健康の障害**：生活と健康に関する深刻な問題を抱え始める。結婚, 仕事, 友人関係に深刻な傷がつく。結局は, 肉体的健康は損なわれて悪くなり, 専門的な治療を受けなくてはならなくなる。

再発症候群

内的機能不全
　　——思考の障害
　　——感情の障害
　　——記憶の問題
　　——高度のストレス
　　——睡眠障害
　　——協調運動障害

　　外的機能不全
　　　　——否認への回帰
　　　　——逃避と防衛
　　　　——危機の構築
　　　　——固定
　　　　——困惑と過剰反応

　　　　コントロール喪失
　　　　　　——うつ
　　　　　　——行動コントロールの喪失
　　　　　　——コントロール喪失の認識
　　　　　　——選択肢の減少
　　　　　　——再発エピソード

第Ⅷ章
再発予防プランニング

　依存症者にとって再発は避けたいものです。再発がどのようにして起こるのか，またどのようにしてそれを防ぐかを知らないために，多くのアルコール依存症者が再発に陥ってしまいます。あなた自身とあなたの生活に関係している人が適切な行動をとることができれば，ひどい結果になる前に再発を防げます。再発に備えることで，再発の破壊的な力を最小限にすることができます。再発を防ぐ方法により安心することができます。再発を避けるために必要なことをしているのに気がつくでしょう。再発が起こっても，早い段階でのサインに気づき，防ぐ手立てを進めることができるでしょう。再発を防ぐことは回復プログラムの欠かせない部分であるべきなのです[195, 203]。

再発に備えることで，再発の破壊的な力を最小限にすることができます

再発を防ぐ手立てのステップは次の通りです。

1. **落ち着くこと**：自分自身のコントロールを取り戻す。
2. **セルフアセスメント**：自分の頭の中で心の中で，そして人生の中で何が起こっているのかを理解する。
3. **再発についての教育**：再発について，またどのようにして再発を防ぐのかを学習する。
4. **サインに気づく**：自分自身の再発サインのリストを作る。
5. **再発サインのマネジメント**：コントロールを失う前に再発サインをどのようにして妨げるかを身につける。
6. **棚卸し作業**：再発のサインが進む中で，そのサインにいかに用心するかを身につける。
7. **回復プログラムを見直す**：回復プログラムによって再発のサインに対処できることを確認する。
8. **助けてくれるほかの人を巻き込む**：再発を防ぐのにどうすればよいかを身近な人に教える。
9. **フォローアップ**：定期的に計画を見直す。

1. 落ち着くこと──自分自身の行動においてコントロールを取り戻さなくてはなりません

1. **落ち着くこと**：再発を防ぐ行動に移る前に，自分自身のコントロールを取り戻す必要があります。落ち着くことと

は，考え，感情，記憶，判断力そして行動のコントロールを取り戻すためのプロセスなのです。この時期はあなたと家族にとって危機のときです。再発によって生活は破綻します。このときに，恐怖を感じたり，怒ったり，失望したり，罪悪感を感じることはいたって普通のことです。助けが必要です。信頼し，頼ることができ，またあなたが再びソブラエティになるために必要なステップを踏ませてくれる人の存在に気づかなくてはなりません。自分の考え，感情，行動のコントロールを保つことができないならば，専門的なカウンセラーや治療センターに相談する必要があります。落ち着くために専門的な助けが必要かもしれません。

2. アセスメント——他人の助けを借りながら，何が再発を引き起こそうとしているかを理解しなくてはなりません

2．アセスメント：再発を防ぐ方法の二番目のステップは何が再発を起こしているかを理解することです。断酒をしようとしているとき，いつも起こっている特別なサインと同じように，自分が依存的な使用をしてきたことを振り返ることでなされます。この情報は，何がうまくいかなかったのかについて，またソブラエティでいるときに自分の運を良くするのに何ができるかについての意味あるヒントをもたらしてくれます。あなたの過去があなたの最も良い教師です。過去か

ら学ぶことができないと，同じことを繰り返してしまうでしょう。

3. 教育——再発のプロセスがどのように起こり，それをどのようにして防ぐのかを身につけなくてはなりません

　3. **教育**：再発を防ぐためには再発を理解しなくてはなりません。アディクション，回復，そして再発についてさらに知ることで，回復を維持するための方法をさらに身につけることができます。PAWの症状，何がそういった症状を進行させるリスクを高めるのか，何がその引き金になるのか，そして何がそれを防ぎうまくやっていくことをさせるのかを理解する必要があります。前兆にとても詳しくなければなりませんし，サインの例を挙げて自分が理解した自分の言葉に置き換えることができるようにしなくてはなりません。この本を読むことでその教育プロセスを既に始めています。しかし，読むだけでは不十分です。この本に書いてある考え方は見直されて，ほかの人と議論されなくてはなりません。あなたがこの本を読むにあたって，信頼のおけるカウンセラーは一助となります。それができなくてもAAの主催者や，この本を読んでアディクションの問題がない人は，あなたが自分を振り返り，この本に書いてあることについて考えることを手伝うことができます。あなたが身につけたことを自分の生活そ

のものや自分の身の回りのことに素直に，前向きに取り入れることができるようになるまでは，教育プログラムは完全ではないということに気をつけてください。アディクションは否定する病気です。教育プロセスにほかの人をまき込まないでいると，否定し続けることで，実際に起きていることに気づかないかもしれません。

4．再発サインを特定する——ソブラエティでいることが難しくなっていることを気づかせてくれるサインを理解しなくてはなりません

　4．再発サインを特定する：再発が起こりつつあることを気づかせてくれるサインは人によって違います。これらは，あなたがアルコールや薬物を使用する危険にあったり，ほかの再発の症状が始まりつつあることを，あなたや周りの人に知らせてくれるものです。再発のサインに気がつくことは，再発につながる問題や症状に気がつくプロセスです。問題はあなた自身の，または周囲の状況かもしれません。症状は健康に関する問題，考え方の問題，感情的な問題，記憶に関する問題，判断や適切な行動についての問題かもしれません。

　自分が危険な状態にあるということを知らせてくれる，自分だけのサインのリストを作ることは大切です。この警告のリストは過去の再発の経験から作られなくてはなりません。

このリストから，自分に当てはめるものを5つくらい選びましょう。選んだものを，自分の言葉にして，それぞれを自分の経験について文章にしてみましょう。生産的で居心地の良い生活から離れて再発に向かわせてしまうサインのリストを作る必要があります。

5．再発サインのマネジメント——再発のサインを予防し，再発プロセスの進行をとめるしっかりしたプランを立てる必要があります

　5．再発サインのマネジメント：再発のサインはどれも，一度起こってしまったら防ぎ，解決しなくてはならない問題です。問題を避けたいのであれば，それぞれのサインについて振り返り，「どうやったらこの問題から逃れられるのか？」という問いの答えを考えなくてはなりません。

　アディクションは再発を起こしやすい病気であることを忘れてはなりません。これは回復した依存症者は誰でも，再び依存的な使用に陥る可能性のある問題やサインを経験しやすいということです。この事実を知り，受け入れることができると，きちんとしたプランを立てることができるでしょう。再発を起こす問題やサインは誰にでもあります。再発を防ぎたいのであれば，過去に経験したこれらのサインを取り入れ，それらに対処するための方法を身につける必要があります。

わかりきった再発のサインに対してこれまでとは違った行動を取ることが必要不可欠です。生活の中で再発サインが現れ始めたことに気づいたときに，何をするべきか決めなくてはなりません。どうやったら再発の症状を止めることができるのでしょうか？　再発のサインを取り除くためにどんなポジティブな行動を取るのでしょうか？　生活の中から，問題を取り除くいくつかの選択肢や解決方法を挙げてみましょう。

　いくつかの代わりの方法を挙げることで，最も良い解決方法を選べるようになりますし，最初に選んだ方法がうまくいかなかったときにほかの方法をとることができます。再発が進んでいくのを防ぐ最も良い方法になりそうな選択肢を選びましょう。これは再発サインに気づいたときの新しい対処の方法になります。

　こういった新しい方法が習慣になるまで実践しましょう。ストレスがたくさんあるときでも新しく身につけた方法が取れるのであれば，あまりストレスがないときにもそれをやってみましょう。それが習慣になるまで繰り返しましょう。この新しい対処方法がうまくいかなかったら，また新しくより効果的な方法を考えましょう。

　再発のサインが見られたときにそれを妨げるのを先送りにする余裕はありません。良い方法がないのであれば，防ぐことはできないのです。

6. 棚卸し訓練――一日に二回棚卸しをする必要があります，そうすることによって再発のサインや問題が自分のコントロールを超える前に気づき，改善することができます

6. 棚卸し訓練：良い回復プログラムはどれにも毎日の棚卸し作業があります。AAの第10ステップでは，棚卸しを続けることと間違った場合にはすぐにそれを認めることについて言及しています。毎日の棚卸し作業することは，再発のサインを否定する前に気づくことに不可欠です。再飲酒や身体的，感情的な再発への第一歩となりうることでどんな再発サインも深刻です。毎日の振り返りがないと，初期の再発のサインに気づかないし，より明らかになるまでに再発の症状を防ぐことはできません。

再発を防ぐために，潜在的な再発のサインをモニターする特別の棚卸しシステムを考えなくてはなりません。毎日の生活に，この棚卸しの方法をうまく組み込んでいく方法も確立しなくてはなりません。自分だけの再発サインについてのリストがあります。これらの症状が生活の中で生じてきたらどのようにしますか？

毎日の振り返りを習慣にするために，毎日二つの日課をおこなうことを勧めます。最初の日課は朝行います。5分から10分間の時間をとり，AAで使われる日々の瞑想のための本（"Twenty-Four Hours A Day"）を読み，その日一日の

自分のプランを簡単にまとめます。一日の準備ができているか，身体的にも感情的にもその日の目標を達成し，気持ちよくソブラエティでいるのに何ができるのかを自分に問い正してみましょう。

　二番目の日課は夕方行います。その日の仕事を振り返り，うまくできたか，また改善することは何かを明らかにします。その日の目標を満たすためにどれくらいの力を注いだのでしょうか？　自分の力量をどうやって高めるのでしょうか？　どんな弱点が明らかになり，それらをどうやって正し，改善したのでしょうか？

　自分の再発サインをしっかり見直してみましょう。生活の中で起こってきているものはないでしょうか？　もしそうだとしたら，その状態を良くするのに何をしているのでしょうか？　リストにさらに追加するべきほかのサインはないでしょうか？

　日記をつけることは自分の回復プロセスを見つめ直し，再発のサインをモニターすることの一助となるでしょう。こうすることによって，回復の中で進歩していることがよくわかるようになります。われわれが努力するのは完璧を目指すためではなく，進歩のためです。自分の再発サインが何であるかを知るだけでは充分に役立ちません。再発のサインは時として気づかないうちに起こってくることを忘れてはなりません。自分に起こっていることに気づかないのです。棚卸し作業は，毎日の生活の中で何が起こっているかを意識して振り

返る方法なのです。朝と夕方の毎日二回の振り返りを通して,早いうちに再発のサインに気づいて,コントロールを失う前に何か行動を起こすことができるようになります。

7. 回復プログラムを見直す——自分の再発サインに対処できるようなるために,自分の最近の回復プログラムを見直す必要があります

7. 回復プログラムを見直す:回復と再発はコインの表裏と同じです。回復のプロセスにいないのであれば,再発のプロセスにいます。良い回復プログラムは再発を防ぐために必要です。前の回復のプログラムは自分のためになっていたでしょうか? どのようにして改善されましたか? 毎日の生活の中で自分を高めることをしていかなくてはなりません。自分のアディクションとアディクションの症状に対処することを知っていますか? 全体的な健康に注意を払っていますか? 回復のために必要なことをすべてしていますか? 自分によく働くように,また過去においてうまくいかなかったことに基づいて新しい回復プログラムを考えなくてはなりません。どんな問題,症状,再発のサインにしても,回復プログラムの中では意味があります。

8. 意味のある他人を巻き込む——自身の再発のサインを伝え，それが出てきたらフィードバックしてもらうことで，ソブラエティでいることを助けてもらいましょう

8．意味ある他人を巻き込む：一人では回復はできません。全体的な回復にはさまざまな人たちの助けとサポートが必要です。再発をうまく防ぐために他人が必要なのです。再発のプロセスは，時としてまったく気づかないうちに進みます。毎日振り返りをしていても，何が起こっているのか理解できないことがあります。こういったわけで，再発を防ぐ方法に他の人に関係してもらうことが大切になるのです。家族，同僚，AA の仲間は，再発のサインが現れてもまだ何かをできるうちに気づくのにとりわけ役立ちます。

ほかの人たちがあなたの助けになるために，あなたの再発のサインについて知らなくてはならないし，気づいたときにきちんと伝えることができるように配慮しておかなくてはなりません。良くないことが起こりつつあるときに，周囲の人たちがそれに気づくことができるように，あなたから普段のことを進んで話しておく必要があります。またあなたは，彼らが言うことに耳を傾け，行動しなくてはなりません。

再発を防ぐために，意味ある人を選ぶ必要があります。身近な家族，面倒見のよい雇用者，親しい友達，AA の主催者，AA の仲間などです。

毎日会うすべての人のリストを作ります。そのリストの中から，自分がソブラエティでいるのに，そして再発を免れるのに重要になりそうな人を選びます。こういった人はあなたが再発に陥らないような協力体制を作ってくれるでしょう。それぞれの人が，過去の再発の症状が見られたときにどのように関わってくれるかを決めます。それはあなたがソブラエティでいることの一助となりますか？　あなたの回復においてより役立つことをしてくれそうですか？　そして，次に再発の症状に気づいたときに何をして欲しいか決めましょう。

　こういった人たちとミーティングをしましょう。あなたの再発の症状のリストを伝え，助けになってくれる人が再発の症状に気づいたとき，またあなたが再び使用を始めたときに何をしてくれるかについて相談しましょう。再び否定するようになったとき，また問題が起こっても気づくことが自分ではできなくなったときに，あなたは彼らに何をしてもらいたいでしょうか？　彼らは何をしてくれようとするでしょうか？

　最悪の状態になってしまったとして，ロールプレイをしてみましょう。再発のサインが見られ，それを否定したときのロールプレイをしてみるのです。再発の症状に対して何ができるのか予行演習してもらいましょう。

　回復に関わってもらうようにしましょう。あなたの回復のプログラムを支え，再発サインを打ち消すようにしてもらいましょう。また，あなたの家族も回復のプロセスにあること

を忘れないようにしましょう。家族のニーズに気づき，家族自身の回復のプログラムにおいて助けとなることを約束する必要もあります。

9. フォローアップと補強——回復において成長し，変化するのにつれて，自分の再発予防について定期的に見直す必要があります

9. フォローアップと補強：アディクションは消えてなくなるわけではありません。人生と同じ，慢性的な病気です。依存症からの回復は一つの人生です。再発を防ぐ方法は回復の一部であり，生き方の一つともなるべきものです。

再発を防ぐ方法は人生の全体に集約され，回復のすべての面であるべきです。再発防止の方法は，ソブラエティであり続けるためにAAやそのほかのサポートグループにも沿ったものでもあるべきです。そして，あなたと家族の治療プログラムにも合ったものであるべきです。

再発を防ぐことは，習慣になるまで続けられなくてはなりません。われわれは誰もが習慣の奴隷です。われわれ自身が従うことになる習慣を慎重に選べるという点においてだけ自由なのです。回復途中にある人にとって，構造においてだけとりわけ自由です。アディクションの奴隷から自由になることができるのは，毎日のソブラエティのプログラムの習慣や

構造においてのみです。

　定期的に再発防止の方法を見直し，新しくしようとしなくてはなりませんし，ソブラエティでいることを危うくさせる新たな問題に気づくようにしなくてはなりません。再発を防ぐ方法は，回復のすべてになるべきです。結果は心地よいソブラエティを楽しむ自由であり，再発を理解する保障であり，自分のサインに気づくことであり，再発プロセスが進むのを食い止めるための行動を取ることです。

第Ⅸ章
再発症候群における家族の関わり

　多くの場合，家族メンバーの中で最初に治療を探し求めるのは依存症者本人です。ほかの家族メンバーはアルコール依存症者がソブラエティになるのを助けようとして巻き込まれていきます。家族メンバーの多くは，自分たちの問題が専門的な治療が必要だと考えることを拒絶しがちです。こういう家族メンバーは，依存症者をもつ家族における自らの役割を否定し，個人的・家族的問題を依存症者のせいにする傾向があります。彼らは，断酒によりどれだけ家族生活が良くなるかということについて，非現実的な期待を抱くようになります。この期待が外れたときには，失敗は依存症者のせいにされます。たとえ彼または彼女が回復プログラムを順調に実践していたとしても。家族の態度と行動は，依存症者の回復において，非常にこみ入ったメカニズムによって再発の原因となりえるのです。

　一方で家族メンバーは再発予防における強力な支援者でありえます。再発予防プランニングでは，家族が，依存症者にソブラエティでいて欲しいと思う気持ちも大切にします[81]。

家族メンバーが再発予防プランニングに関与していくにつれ，共依存と家族全体の再発に注目していきます。家族メンバーには自分自身の共依存を認識するように，そして彼ら自身の治療に積極的に関わるような支援を受けるようにします。依存症は家族メンバーすべてに影響を及ぼす家族の病とされ，家族全員が治療を必要とするものなのです。依存症者は依存に対する治療を必要とし，ほかの家族メンバーは共依存に対する治療を必要とするのです。

「共依存」という言葉は，時として依存症者の配偶者のみを指して用いられ，その他の家族メンバーにはほかの語が当てられることがあります。わたしたちは「共依存症者」という語を，依存症をもつ人との関係の中に取り込まれて生活する結果，自らの生活が立ち行かなくなってしまった人すべてを指すために用いています。

　共依存は定義可能な症候群であり，慢性で予測可能な転帰をたどります。依存症者との関係に取り込まれている人が，(本来は無力なのに)依存症者の飲酒，薬物使用，アディクションをコントロールしようとするときには，(本来は自分でコントロールできるはずの) 自分自身の行動に対するコントロールまで失ってしまい，自分たち自身の生活が立ち行かなくなってしまうのです。

本来，無力であるものをコントロールしようとするとき，人はできるはずのことに対するコントロールを失う

依存症とともに生きることによるストレスの，衰弱させられるような影響に適応しようとし，代償しようとする結果，共依存に苦しむ人には身体的，心理的，社会的な症状が現れるようになります。共依存が進むと，いつもストレス関連症状が現れるようになります。また症状は自己強化的になります。つまり一つの共依存の症状が現れると，自動的に他の共依存症状が引き起こされるのです。共依存は最終的には，もともと共依存を引き起こした依存症とは別のものになります。アルコール依存症者がソブラエティになったり，AAに参加したり，あるいは共依存者が（依存症者との）関係を終わらせたとしても共依存の症状は続くのです。

共依存の状態は三段階で進行していきます。

早期：正常な問題解決と適応の試み

どんな家族においても，家族メンバーの一人が苦しみ，危機に瀕し，機能不全に陥っている場合の正常な反応は，苦痛を減らし，危機を緩和し，機能不全となったメンバーを援助することであり，それは家族を守るための行動です。しかし問題が依存症である場合にはこうした行動では事態は改善しません。それはこうしたことでは，依存症自身が問題を引き起こしていると気づくための苦労を，本人がしなくて済んでしまうからです。

この段階では，共依存は単に依存症の症状に対する反応です。それは異常な状況に対する正常な反応といえます。

❧ 中期：習慣的で自己破壊的な反応

　ストレスと危機に対する文化的にふさわしいとされている反応が，家族内の依存症によって生まれた苦痛を改善しないとわかれば，家族メンバーたちはもっとやってみようとします。それまでと同じことをもっとたくさん，もっと徹底してやろうとして，より絶望的になってしまいます。家族は本人をそれまでよりもっと支援し，もっと協力し，もっと保護しようとします。本人の代わりに責任を引き受けてしまい，そのために本人が無責任になってしまうことには気づくことができないのです。

　事態は良くなるどころか悪くなり，失敗したと感じてより何とかしないとという気持ちが高じてきます。家族メンバーは挫折感，不安，そして罪悪感をもつようになります。自責の念が強くなり，自尊心は低くなり，自暴自棄な行動を取るようになります。そして孤立するようになります。家族は嗜癖行動とそれをコントロールしようとする行動に集中してしまいます。そのほかのことに目を向ける時間をほとんどもたなくなります。結果として，家庭の外の日常世界との接触を失ってしまいます。

❧ 慢性期：家族の崩壊とストレスの悪化

　依存症に対する家族内の持続的，習慣的反応の結果，ある特定の反復的，循環的なパターンの自滅的行動が生じます。この行動パターンはそれぞれ別々に繰り返し強化されるもの

第Ⅸ章　再発症候群における家族の関わり　171

で，本人の依存症の症状がなくなったとしても続くのです。

　家族のメンバーが本人を助けようとして真摯に努力してきた取り組みは，失敗してしまいます。その結果，絶望と罪責感が混乱と混沌をもたらし，役立たなかった行動をやめることができなくなります。たとえ家族が，自分たちのしていることが支援になっていないと気づいていたとしても繰り返してしまうのです。共依存者の思考と行動はコントロール不能になり，これらの思考，行動パターンは依存症とは独立して続きます。

　共依存の悪化は生物－心理－社会的な問題につながります。飲酒と飲酒行動をコントロールしようとしてうまくいかないと，慢性的にストレスを強め，偏頭痛，胃潰瘍，そして高血圧などのストレス関連身体疾患を引き起こします。この慢性のストレスは，神経衰弱などの心理的な不調を引き起こすこともあります。コントロールできない行動それ自体，依存症を中心とした生活様式であり，生活活動すべて，一見依存症と無関係な活動にも影響していきます。依存症が人間関係や社会活動にまで影響を及ぼして，社会的活動が不調になります。依存症に関連する問題が広範囲に及び，たとえば人生のより高次の意味についての関心や欲求には何の興味もなくなってしまいます。その結果，霊的に病んでいくプロセスが起こります。

　共依存から回復することとは，依存症の症状を受け入れ，それらから距離を置くことを学習することです。それは共依

存の症状に対処し，コントロールすることです。それは個人的な欲求や成長に焦点を当てるようになり，自分自身を尊敬し，好きになることを学ぶことです。適切な行動を選択できるようになることです。

　共依存は慢性的な状態であるため，依存症と同様に再発しやすいのです。そして共依存の再発は依存症そのものよりもってわかりにくいのです。継続した回復プログラムや自分自身に対する適切なケアがないと，コントロールできると思っていたかつての感情や行動が顔を出し，コントロール不能となり，生活が再びどうしようもなくなってしまいます。

共依存の再発警告サイン

　回復している家族メンバーとともに取り組んだことのあるカウンセラーによる観察から，共依存の配偶者のための再発警告サインが導き出されました。以下のリストはこれらの観察から作成されたものです。

1. 日課が状況により変更すること
　家族メンバーの日課が病気，子どもの行事，休日，休暇，その他によって中断されてしまうことがあります。イベントや病気の後，配偶者はそれまでしていた回復プログラムの活動を一部やめてしまいます。

2. 個人的なケアの不足

配偶者は自分の外見に気を使わなくなり，自分自身のための個人的な楽しみであるちょっとしたことをしたり楽しんだりするのをやめてしまいます。他人のことを第一に気遣うようになり，自分のことは第二，第三になってしまいます。

3. しつけのルールを決め，維持することができなくなる

配偶者が子どものしつけの問題を経験するようになります。子どもに緩すぎるか厳しすぎて，もっと問題が拡大してしまいます。

4. 建設的に計画することが減ってくる

配偶者は個人の責任に混乱し，圧倒されるように感じるようになります。何が最も大事かを決めてそれを実行する代わりに，彼あるいは彼女は始めに出てきたことからやっていくようになり，より大切な仕事がされないままになっていきます。

5. 決定不能

家族メンバーは，日課に関する決心がつかなくなってきます。

6. 強迫的行動

配偶者が「もっと徹底してやりたい」というような衝動を

感じることが起こります。やり遂げたものでも十分に思えなくなってきます。

7．疲労，あるいは休息の不足
　彼または彼女は，熟眠感を感じるのに必要な時間眠ることができなくなります。眠っても断続的になります。

8．理不尽な怒りの復活
　配偶者は，気がつくと，自分を傷つけ，怒らせ，あるいは滅茶苦茶にしてきた人や過去の出来事を回想してしまいます。これらを思い出して古い感情を追体験し，憤りがよみがえってきます。

9．人，状況，物事をコントロールしようとする傾向が復活
　共依存者が人生がコントロールできなくなった感じるようになると，彼または彼女は他人や状況をおおっぴらにコントロールし，操作しようとするようになります。依存症者は第一の標的となることもそうでないこともあります。

10．防衛的になる
　共依存的な人は，彼または彼女の行為をまったく認めようとしなくなります。しかしもしも異議を唱えられたら，激しく，または怒りながら公然とその行為を正当化します。

11. 自己憐憫

共依存者は現在または過去の問題をくよくよと思い悩むようになり，それらを順々に誇張するようになります。「なぜ何もかも自分の身に起こるのか」と自問します。

12. 出費やお金についての過剰な心配

配偶者は家計を非常に心配するようになります。しかし同時に「いい気分」になるために衝動的にお金を使うようになります。自分が買ったものは価値のあるものと思い込もうとしますが，罪悪感を感じ，追いこまれていると感じることもあります。

13. 摂食障害

家族メンバーは食欲がなくなり，大好きな食べ物ですら食指を動かされなくなってしまいます。あるいは配偶者は食欲とは無関係に，「いい気持ち」になるために過剰に食べるようになります。過食をしても満足するのはごく短時間か，あるいはまったく満足が得られなくなります。

14. 身代わり

他人，他の場所，他のことに責任を押し付けようとするようになります。共依存者は自分が罪悪感を感じている理由を自分の外に見つけようとします。

15．恐怖と全般的な不安がよみがえってくる

配偶者は神経質になってきて，以前は恐怖や不安を覚えなかった状況で恐怖や不安を感じるようになります。自分ではその原因すら理解できないこともあります。

16．ハイヤーパワーを信じなくなる

配偶者は，何であれハイヤーパワーを信じなくなります。より自分だけで何とかしようとする傾向や，あるいは力や解決を依存症者に求めようとします。

17．アラノンへの出席がまばらになる

配偶者がアラノン（訳注：アルコール依存の問題をもつ人の家族と友人の自助グループ）のミーティングに出席するパターンが変わります。彼，彼女はミーティングに行くことが少なくなり，時間がないとか，ミーティングは役に立たないとか，あるいはミーティングは必要ではないなどと考えるようになります。

18．頭の中の競争

配偶者は，まるで高速のランニングマシンの上で走っているかのように感じるようになります。スピードを落とそうとしてもまだやっていないことや未解決の問題が頭の中で競争しているような気分が続きます。

19．論理的な思考を組み立てられなくなる

　配偶者は問題解決をしようとしますが，普通なら簡単にできることで行き詰まってしまいます。頭が回らなくなり，世の中を把握することは不可能に思えます。その結果，彼，彼女は自分が無力で，人生に失敗したかのように感じてしまいます。

20．混乱

　配偶者は，自分にいろいろな感情が起きていることを感じますが，うまくいっていないのが何なのか実は理解ができません。

21．睡眠障害

　不眠，断眠が頻繁になります。眠ろうとすればするほど眠れなくなったり，眠っても休まらなくなります。配偶者は，朝起きても休養したようには見えず，やつれて見えるようになります。

22．不自然な感情

　共依存者は，自分ではどうしてそう感じるのか意識しないままに，感情を表すようになります。理由もなく，感情的になってしまいます。

23．行動のコントロールの喪失

共依存者は，特に依存症者本人や子どもの近くでかんしゃくを起こし始めます。行動のコントロールの喪失は，子どもを叱りすぎたり，依存症者に対して叩いたり大声をあげたり，あるいは物を投げるといったやり方で現れます。

24. コントロールできない気分の揺れ

共依存者の気分の変化は前触れなく，劇的に起こります。何となく気が沈んでいるとか，何となく幸せとは感じず，極端な幸せから極端な落ち込みへと気持ちが動くようになります。

25. 対人関係の公的でない支援を受けられない

共依存者は友人や家族に接触することをやめます。これは非常にゆっくりと進行します。彼，彼女はコーヒーのお誘いを断り，家族の集まりには出ず，もう電話をかけることも電話に出ることもしなくなります。

26. 孤独感と孤立感

共依存者は，長い時間を一人で過ごすようになります。そしてこのことのいいわけをするようになります。忙しすぎるからとか，子どものためとか，学校があるからとか，仕事のためなどです。共依存者は，孤独感を何とかするのではなく，より強迫的で衝動的になります。誰も理解してくれないとか，誰も本当には気にかけてはくれないとの思いこみ，孤立感を

正当化してしまいます。

27. 視野狭窄

どんなことについても，どんな状況であっても，共依存者は自分の意見や決断に注意がいってしまい，他の見方ができず，心を閉ざしてしまうようになります。

28. 漠然とした不安／パニックに襲われるようになる

共依存者は，特に理由もなく不安の波に襲われるようになり，理由もわからずに怖くなります。以前これを経験したこともあれば初めて経験する場合もあります。このコントロールできない感情は雪だるま式に大きくなっていき，ついには怖くなることを怖がって生活するようになってしまいます。

29. 健康問題

頭痛，偏頭痛，胃痛，胸痛，発疹，アレルギーなどの身体的な問題が起こり始めます。

30. 対処行動として，薬やアルコールを使用する

共依存者は，身体的／感情的苦痛から逃れることはもうできないものと絶望し，飲酒したり，薬物を使用したり，あるいは処方を受けたりし始めます。アルコールや薬物使用で，増大していく問題から一時的には逃れらます。

31．支援グループや治療をまったくしなくなる

　グループはもう必要ないと思いこんでしまったり，怖くて動けなくなってしまったり，怒りのせいなどのさまざまな理由で共依存者は支援グループや治療にまったく行かなくなってしまいます。

32．自己破壊的行動を変えることができない

　共依存者は，一方では自分のためにならないことをやっていると認識していながら，強迫的にやり続けてしまうようになります。

33．「自分は気にしていない」という態度になる

　「自分は気にしていない」と信じるほうが，「自分はコントロールがきかない」と信じるよりも楽なので，自尊心を防衛するために，共依存者は「自分は気にしていない」と合理化するようになります。その結果，価値観が変化して，以前は大切であったものを無視するようにようになります。

34．日常の構造が完全に失われる

　共依存者は，日常生活を送れる，と信じられなくなってしまいます。約束や集会をすっぽかし，食事は不規則になり，時間通りに寝起きができなくなります。日頃の簡単な日課さえこなせなくなります。

35. 絶望，希死念慮

共依存者は，今の状況には希望がないと感じるようになります。選択肢はいくつかしかないと感じるようになります——狂ってしまうか，自殺するか，薬やアルコール（あるいは両方）で麻痺してしまうかと。

36. 重大な身体的衰弱

身体症状は重くなり，医療を受けることが必要になります。共依存者が機能不全になるほどひどい症状が増え，どれも医療を要するようになることもあります。たとえば潰瘍，偏頭痛，胸痛，動悸などです。

37. 深刻な感情的な崩壊

共依存者は，対処はすべて試してみたと感じ，それ以上の対処法を思いつくことができなくなってしまいます。ここまで来ると，共依存者は抑うつ的，攻撃的，あるいは心配性になりすぎてしまい，自分をまったくコントロールできなくなります。

家族のための再発予防

各々の家族メンバーは，自分自身の回復に責任をもつことしかできないのであり，誰も自分以外の誰かの回復に責任を

もてる人はいないのです。一方で依存と共依存の症状は、それぞれ相手の再発の可能性を高め合ってしまいます。アルコール依存症者が飲酒をやめ、この病気の飲酒に関連した症状がもはやなくなっても、PAWは共依存に影響を与え、また共依存からの影響も受けます。PAWと、共依存の症状はともにストレスに影響を受けやすく、ストレスは症状を強め、症状もストレスを強めます。その結果、回復しようとする依存症者と共依存者はストレスを作り出しあうタッグチームとなってしまい、知らぬ間にお互いの回復を難しくし、再発のリスクを高める可能性があります。

では家族メンバーは、自分自身の再発のリスクと、回復途上の本人の再発リスクを減らすために、何ができるのでしょうか？　まずアディクションと回復や回復に伴う症状についての情報を集めることができます。家族メンバーは、PAWが、性格の欠陥や気持ちの乱れ、あるいは精神疾患というよりむしろ、ソブラエティに伴う症状であるということを、認識する必要があります。また家族自身の回復プランを立てるにあたり、共依存の症状を受け入れ、認識し、アラノンや個人療法を始める必要があります。

多様な治療プログラムにおける再発予防プランニングでの臨床経験から、家族は依存症者の再発を予防する強力な協力者になり得ることが示されています。1980年、再発予防プランニングは、家族メンバーなどの本人にとって「重要な誰か」に関与してもらうように修正されました。これにより、

有効性は非常に高まりました。しかし，さらなる経験を重ねるにつれ，ほかにも問題があることがわかってきました。家族メンバーの中には再発予防プログラムへの参加を拒む人が多かったのです。参加した家族メンバーにも参加はしたものの建設的でない場合がありました。

　1983年，再発予防プログラムは，依存症者と共依存者の療法双方における再発を予防することを含むよう改訂されました。新しくデザインされた再発予防プランニングでは依存症者を支援したいという家族メンバーの気持ちを取り入れるようになりました。家族メンバーが再発予防プランニングに関わるほど，共依存やそれが家族の崩壊をもたらすことが強調されるようになってきました。家族メンバーは彼ら自身の共依存を認識でき，彼ら自身の治療に積極的に関わるように促されました。依存症は，家族全員が影響を受け，治療を必要とするような，家族の疾患であることがわかってきました。依存症者の家族メンバーはすべて自己破壊的な行動に戻りやすく，コントロールを失ってしまうのです。急性の再発エピソードは，依存症者にも，共依存の家族メンバーにも起こり得るのです。依存症者が，アルコールや薬物をまったく使用していなくとも深刻な問題を引き起こしてしまうことがあるように，共依存者も，依存症者がソブラエティで回復プログラムを熱心に実践していたとしても，うまくいかなくなってしまうことはしばしばあるのです。

　回復途上の人に起こるPAWが引き起こし得るストレスか

ら家族を保護し，回復途上にある人を共依存の症状によるストレスから保護するために，再発予防プランニングには相互の協力が重要なのです。一夜にして病んでしまった人は誰もいないということを銘記していただきたいのです。また回復にも長期間が必要なのです。本人のための再発予防プランを立てたら，再発予防を支援するためのプランを立てましょう。

　家族のための再発予防プランニングにおいては，回復途上にある依存症者の急激な再発を予防すること，共依存者の危機を防ぐこと，依存症者と共依存者双方のための再発予防プランを立てること，そして回復途上の依存症者と共依存者双方における，再発プロセスを中断させるための早期介入プランを立てることにしています。これは依存症者にとっては，ソブラエティの状態で起こる PAW による問題や，飲酒や薬物使用に戻ってしまった場合のアルコールや薬物使用により引き起こされる問題を防ぐための方法です。共依存者にとっては，共依存の危機を食い止めるために行います。家族には，お互いの回復をサポートし，再発リスクがコントロールできなくなったような場合の介入ができるようなきちんとした再発予防プランを立てるために，カウンセラーとともに作業することが必要です。

　家族の再発予防プランニングの作成は 12 の基本的な手続きから成り立っています。

1. 安定化

再発予防プランニングの第一段階は，依存症者と共依存者両方の安定化です。依存症者は解毒や PAW の治療を通して安定化されます。配偶者は，共依存危機を治療することを通して，危機にある本人からは距離をとり，現実的なものの見方を取り戻して自分の強靱さを回復し，安定化します。これにはアラノンへの参加や，専門家によるカウンセリングが必要となることもしばしばあります。

2. アセスメント

　再発予防プランを立てるに先立って，依存症者，共依存者，そして家族システムを評価する必要があります。評価では，各家族メンバーの現時点での問題，個人の再発プログラムを開始するための彼らの意欲と能力，そして家族の回復に関わりたいというモチベーションを査定する必要があります。

3. アルコール依存症と共依存，再発についての教育

　回復に使えるものすべての中で，最も強力なのは正確な情報です。依存症者と家族は依存という病気，共依存の状態，治療，そして再発予防プランニングについて学ばなければなりません。複数の家族が参加するやり方の家族講座が最もうまく家族に情報提供できました。さらに，各々の家族ごとの治療プログラムを組みこむことが有効でした。依存症者は依存症グループに，成人の共依存者は配偶者グループに，そして共依存の子どもは子どもグループに入るのがいいでしょ

う。それぞれの家族メンバーの回復の皮切りになるのが，ほかならぬこれらのグループセッションなのです。

4．警告サインの同定

依存症者と共依存者双方にとって，個々の警告サインを同定する必要があります。警告サインによって，彼らが機能不全に陥っている場合にそのことを知ることができます。繰り返しですが，これはグループで行うことで，最も有効になりました。依存症者は，他の依存症者と一緒の治療セッションにおいて，再発の警告サインをうまく同定することができます。共依存者は，他の共依存者と一緒に治療セッションに取り組むことで，最もうまく最初の警告サインを同定することができます。依存症者と共依存者のための，再発の警告サインリストは，個人が警告サインを同定するために効果的です。

5．警告サインを家族で検証する

各々の家族メンバーが自分の警告サインリストを作り，自分たちのグループの中でこれらを再検討した後，一連の家族のセッションが組まれます。このセッションの間，家族メンバーは全員，自分の警告サインリストを提示し，それについてフィードバックを求めます。ほかの家族メンバーは，それらの警告サインについて話し合い，それらが特異的で観察可能かどうかを判断します。新しい警告サインが，フィードバックの結果リストに加わることになります。家族メンバー各々

が，急性の再発エピソードに先立つ警告サインのリストをもっているのですから，家族療法でいうところの「患者とされる人」は誰もいないということになります。全員の立場は平等なのです。原則として，彼らはお互いに「私たちは皆，色々な仕方で，同じように依存症の影響を受けている」と言い合うようにしています。

6. 家族の再発予防プラン

　家族メンバーは，警告サインのそれぞれについて，これまでどうやってそれらに対処して来たか，そして将来どんな戦略が有効に使えるかを話し合います。今後，警告サインに遭遇しそうな状況を同定します。家族メンバー各々について，警告サインに対してもっと効果的な対処法がないか話し合います。このプロセスにおいてそれぞれの家族メンバーの役割が発揮され，問題が解決されることも多いのです。今後の課題として，個々のセラピーのグループにもち帰る問題が決められることも多いです。

7.「リストづくり」のトレーニング

　家族のメンバー全員，朝には一日の計画リストを作り，夜にはその見直しの練習をしてもらっています。このトレーニングでは，時間を構造化し，現実的な目標を設定し，問題解決することを重視しています。

8. コミュニケーション・トレーニング

　家族メンバーは，再発予防プランニングがうまくいくように効果的なコミュニケーションを学ぶ必要があります。家族メンバーは，建設的で思いやりのある形でフィードバックを与えたり，受けたりする中で，コミュニケーションを身につけます。

9. 回復プログラムの見直し

　すべての家族メンバーが，自分のために立てた回復プログラムを報告し合います。ここでは「自分の回復がうまくいっていると家族にも自分にも納得できること」を重視します。全員が，自分の回復のために必要なことを表明し，治療で自分が前に進んでいるということを示します。

10. 否認から脱却するプラン

　依存症も，共依存も，どちらも「否認」の病です。否認は大部分が無意識的なものです。依存症者も共依存者も，否認をしているとしても自分たちではそのことに気づくことができません。そのため否認という現実を，早めに意識していくことが必要です。家族メンバーそれぞれが「もし家族があなたに具体的な警告サインについてフィードバックをしたのに，あなたがそれを否認し，フィードバックを無視したり，怒り始めたり，混乱したりしたとすれば，家族には何をしてもらえるだろう？」という疑問に取り組む必要があります。

それぞれの家族メンバーが，自分自身が否認に陥ってしまったときの対処プランを立てておくべきなのです。もし将来，否認が問題となれば，こうしてオープンに話し合うことで，介入のための場を設定できるのです。

11．再発への早期インターベンション・プラン

　依存症や共依存症は再発しやすいものです。再発とは，回復において機能不全になることを意味します。回復へと向かう依存症者にとって，再発はアルコールや薬物使用に関係するかもしれないし，あるいは単純に，あまりに落ち込み，不安になり，怒り，あるいは混乱してしまって，ソブラエティに支障をきたすことかも知れません。共依存者にとっては，再発は，正常な機能をさまたげる共依存による危機状態に戻ることを意味します。家族メンバーは，いったん急激な再発エピソードに陥ると，思考，感情，判断，そして行動のコントロールがつかなくなってしまいます。危機を回避するためには，しばしばほかの家族メンバーから直接に支援してもらうことが必要になります。しかし支援を拒んでしまうことも多いのです。彼らは，絶対的に支援が必要であるにもかかわらず，まるで支援を求めていないかのように振る舞います。家族はインターベンションのやり方を学びます。インターベンションとは支援を拒否する人に対して手を差し伸べる方法です。このインターベンションを練習した場合には，家族メンバーが再発エピソードを体験したとしても，その期間や重

大さを減少させることができたのです。

12. フォローアップと強化

　アディクションや共依存は，生涯続くものです。症状は寛解しえますが，完全に消え去ることはないのです。症状は，回復プログラムが少しでも逸れてしまう時が来るのを待ちながら，静かに身を潜めているのです。AA，アラノン，そして専門の依存症カウンセラーとの定期的な再発予防チェックなどの，継続的な回復プログラムを，家族みんなで続けることが大切です。

第X章
再発予防自助グループ

　再発予防とは生き方を変えることです。再発リスクの認識と予防が毎日の習慣となる必要があります。どんな習慣についても，再発予防は維持することが難しいのです。再発傾向のある人には，自分たちの再発予防プランを持続させるための支援を受けたいという人が多いのです。彼らは他の再発傾向にある人たちとミーティングをすることが自分たちの助けになることを発見しました。そして自分たちの再発予防プランを話し合い，情報交換するために定期的なミーティングを立ち上げました。

　いくつかの地域ではこれらの再発予防自助グループがAAミーティングに組み込まれてきました。なかには再発しやすい人向けのAAミーティングが開かれる地域もあり，「ゴールデンスリッパーミーティング」と呼ばれていることが多いようです。

　AAメンバーの中には，通常のAAミーティングで再発予防プランにより自分たちが前進したことを話し合う人がいます。彼らは再発予防プランを彼らの通常のAAの12ステッ

ププログラムに組み合わせているので，普通は問題になりません。

　しかしAAグループの中には，公式のAAミーティングで再発予防について話し合うことに積極的でないところもあります。再発予防プランはAAプログラムと完全に両立はできますが，それはプログラムの一環ではないのです。再発を予防する方法やこの本のような著作は，認められてはきませんでした。そのためAAミーティングの中には再発予防プランによる方法を相談することを認可しないところも多くあります。

　そのような結果，回復しようとしている人々の中には再発予防自助グループを発展させてきた人たちもあります。そのグループはAAやほかの12ステップグループから独立してはいますが，互いに協力しています。このグループの人たちはAAに通い続けています。さらに再発予防の問題に焦点をあてた自助ミーティングにも通い始めただけです。

　再発予防自助グループは構造化されたミーティングで，依存症に悩み再発傾向のある人が再発サインに気づき，それへの対処法をどう身につけるのか学べるように工夫されています。

　このグループはボランティアの自助組織として構成されています。会費などの費用負担はなく，会員の資格認定も必要ありません。このグループは，再発をしがちなメンバーが自分の問題を認識し，集まって相互に支援し，危険なときがあっ

てもサポートを提供し合うことが第一の目的です。

　再発予防自助グループは，AAやその関連のグループと併用されて効果的であるように構成されています。また専門的なカウンセリングとも協調できるようになっています。しかし，再発予防自助グループはAAや専門カウンセリングを補完したり，その代替となるものではありません。

　再発予防自助グループへの参加は，ソブラエティを真剣に求めたものの失敗したり，再発が起きるのではと恐れたりしていればできます。再発予防自助グループは，再発を繰り返してきた人を回復に向かいながら悪戦苦闘してきた方ととらえます。失敗を繰り返してきたせいで，回復できない人とラベル貼りされ，スティグマを感じてきた人も多いのです。回復プロセスにおいて失敗を繰り返してきた人の場合には，特徴的な問題を抱えている場合があり，同様の結果をたどって回復しつつある人たちとのわかちあいのグループが必要なのです。

　警告サインは再発しがちな人たちの場合には，気づくことがなかったり，それを意識しないままに再発プロセスをたどることが多いのです。そのために再発予防自助グループではメンバー同士でフィードバックして，別のメンバーに起こっている症状を指摘するようにしています。再発予防自助グループが効果的な理由として，以下の点が挙げられます。日々の警告サインを早期段階でチェックすること，どうしようもなくなる前に警告サインに対処すること，警告サインについ

てオープンに率直に語りどのようにそれに対処しているのかも話すこと，それからほかのメンバーのコメントに耳を傾けることなどです。

　再発予防自助グループに関わってきて感じることは，希望のないアルコール依存症の人はいない，という事実です。回復はたとえ長期間にわたって再発を繰り返してきた人にも可能です。回復の鍵となるのは，専門的治療とAAの12ステップ・プログラムに基づく自助グループ，そして再発予防プランニングに特長的なステップを組み合わせることです。

　AAでは回復は12の基本ステップ[179, 182]を実践することで可能になると説いています。再発予防プランニング(RPP: Relapse Prevention Planning)は，これらのステップを基礎として構成されています。RPPでは，回復に向かう状態と，再発に向かう状態とを区別します。回復に向かう状態とは，回復を発達ととらえるモデルによって説明されます。再発に向かう状態とは，部分的回復と再発の段階および警告サインで説明されます。

　AAでは，「体質的に回復できない」人がいるらしいといわれます。RPPによって，これらの人々に何が起こっているのか，身体的，心理的，社会的，霊的に検討し，どのような順序で，どのようなことがあれば「体質的に回復できる」ようになるのかを理解することができました。AAは回復のための12ステップを示してきました。RPPは再発を繰り返してきた人にあったやり方で12ステッププログラムを実践

することを勧めるのです。

　ステップ1は，自分たちがアルコールに対して無力であって，生活が自分たちではどうにもならなくなっていることを認めるステップです。RPPでは，無力になっているのはアルコールに対してだけではなく，回復しようとする自分たちに起こっている長期的な離脱症状に対しても無力になっているというのです。RPPはさらに「どうにもならなくなっている生活」を「強迫行為」の考え方によってとらえます。強迫的な考え方や行動にとらわれ，自分自身によって考え方，感情，行動を取り扱うことを避けている間には，生活はどうにもならないままなのです。

　ステップ2は自分たちを超えた力が分別をとり戻してくれることを信じるようになった，というステップです。つまり自分たちがアルコールや薬物使用については分別を欠いた状態にあるものとしています。RPPではこの状態を，PAW（急性期後の離脱症状），依存症的な思考法，依存症的な誤った考え方と，この考え方に基づく人間関係といった観点からとらえています。

　RPPではステップ2を回復の可能性があることを保証するものととらえています。しかし再発を繰り返してきた人の場合には，その人の内側から自ずと回復プロセスが進んでいくことは無理だともとらえています。再発を繰り返してきた人においては，依存症的な考え方と依存症的な思い込みによって意識状態にゆがみが起きているからです。自分たちが

ひとりでは回復に向かうことが難しいけれども，有効な支援はあるのだということを理解しなくてはなりません。回復のための取り組みを行い，知識と有用な方法を見つけ実践するための強さを与え，力づけてくれるものはあるのです。

　ステップ3では自分にとっての神に自らの意思と生活をゆだねる決心をしたというステップです。このステップを再発予防プランニングにあてはめるとすると，神の意志にゆだねて新たな取り組みを行い，再発予防プランをやり遂げるということになるでしょう。

　ステップ4は恐れることなく棚卸しに取り組むというステップです。RPPでは，PAWや部分的回復の症状や再発の警告サインに関する棚卸しを工夫しており，PAWがコントロール喪失に陥っていることを確認していきます。これによって自分の再発がどのようなパターンで起こってきたのかを検討するのです。

　ステップ5は，自らの欠点について神，自分自身とそのほかの人たちに対して許しを乞うステップです。RPPの考え方では，自分の再発警告サインが何なのかを自分でわかるだけでは足りず，AAミーティングやグループ治療で語り，AAスポンサー，セラピストや家族と語ることを勧めています。RPPにおいては再発予防自助グループに参加して大切な友人や家族とAAの仲間と共有することも勧めています。再発警告サインを多くの人にわかってもらっていればいるほど，サインが出たときにそれを気づかせてくれ，再発プロセ

スを食い止めることができるようになります。

　ステップ6は，自分の理解した神が自分の性格上の欠点を取り除いてくれることを受け入れる準備ができたというステップです。RPPにおいては性格上の欠点を三種類に分けて考えます。

　まず，長年の依存症のためにおきた神経的なダメージによる症状（急性期後の離脱症状）です。これらの症状を改善するのには時間がかかりますが，適切な栄養をとり，ストレスへの対処法を知ることも必要です。次に，回復を阻害する依存症的な思考と誤ったこだわりによるものです。自己破壊的な考え方やこだわりは誰かと話し，相手からのコメントを謙虚に受け入れることで初めて理解できます。三つ目は霊的成長と発展を阻害するような考え方と生き方の問題です。

　RPPでは自らの性格の欠点を分類して正しく名づけることが助けになると考えます。種々のタイプの欠点はそれぞれの異なった方法で改善することが必要です。異なった問題にはそれぞれの解決法を要するという点は，マーチン神父が次のようにおっしゃって教えてくださいました。「もしもトラックにひかれたら病院に連れて行ってもらいたい。教会やAAミーティングでは解決できません。でも病院にいるときにAAの原則を念頭におくことで，つらい治療を乗り切るだけの強さが与えられる」。

　RPPでは，依存症からくる身体的神経的なダメージから回復したいと願うことが必要です。それは心理学的な（思考，

感情と行動の）ダメージから回復したいと願うことと同じくらい重要です。この回復プロセスは，霊的成長のプログラムによって可能になり，このプログラムによって依存的な飲酒や薬物使用に戻らずに回復を続けるだけの粘り強さや希望が与えられます。

　ステップ7は，自分の短所を取り除いてくれるようつつしんで神に祈るというステップです。神は秩序立ててこの世界を創造しました。依存症によって個人の生活の秩序が壊されてしまいます。しかし神は秩序を取り戻すための方法も創造されました。RPPにおいては回復のための正しい取り組み方があると考えます。簡単ではありませんが，間違いなくあるのです。どのような取り組み方があるのかを知り，それに取り組み続けるだけの粘り強さを求め続ければ，三つのタイプの性格の問題は自分から取り除かれるのです。

　水に溺れている人がいるとしましょう。彼は神に助けてくれるように祈るでしょう。そこで海岸に別の人が来て，ロープを投げてくれました。しかし本人はロープにすがるのを拒否して「神がお助けになるに違いない」と言うのです。沖の方に流されかけたところで，ボートが近くまで来て，誰かが浮き輪を投げてくれたとしましょう。やはり浮き輪につかまるのを拒否して「わたしを助けるのは神だ」と言ったとすればどうでしょう。ついには急流のなかで溺れてしまうでしょう。ヘリコプターがやってきて真上からロープをくれるとしましょう。それでも「いや，神がお助けになるので」と叫ん

だとすればどうでしょう。溺れて死に至り，数分後には神の前にいることになりました。この人は神に対してなぜ助けてくれなかったのかと怒るでしょう。「なぜお助けにならなかったのですか？」と。神は言うでしょう。「なぜわしが自分で助けないとならない？　最初にロープをもった人，次はボート，それからヘリコプターを遣わしたではないか？　きみが三回も拒んだんだぞ」

　性格の欠点を取り除いてもらうには，神は誰かを通して手を差しのべてくれるものだということをわかっておく必要があります。神はわれわれの性格の欠点を取り除いてくれますが，それは医師や，栄養カウンセラーやアルコール依存症カウンセラーや，聖職者，あるいはAAメンバーを通してであることが多いのです。神は機会を与えてくれます。われわれには拒否することができるのです。「いや結構，それに取り組む気にはなりません」などということもできるのです。

　ステップ8は，傷つけた人のリストを作り，みんなに謝意を示すことです。大掃除をすることと言えるかも知れません。過去の人間関係を元に戻すように準備する必要があります。ステップ8は，傷つけてきた人を思い出し，どのように傷つけてきたのかを考えて，謝る準備を整えていきます。再発を繰り返してきた人たちは，リストが長くなり，謝るべき人は多くなることが多いようです。これは再発を繰り返す中で多くの人が傷つくことを示しています。

　ステップ9は，実際にこの人たちに謝るステップです。

どこにいたとしても，謝ることでかえって傷つけることがなければ，実行するようにします。RPP でも過去の人間関係を元に戻すことを勧めます。再発予防のためには，このステップが 9 番目になっている理由を考えることが大切です。あまり早期に謝ろうとするとそれがストレスや苦痛を引き起こして再発を誘発することがあるのです。

　ステップ 10 は個人的な棚卸しを続け，謝ったときには許しを乞うステップです。RPP では日々の棚卸しを工夫して，朝に予定のための棚卸しと夕方に振り返りの棚卸しを毎日行うようにしています。RPP では，自分で再発リスクのサインに気づいて対処することを勧めています。警告サインが放置される期間が長いほど，飲酒や薬物使用につながるほどの強さになってしまいます。警告サインをとらえて，自らサインがあることを認めて，それに対して再発予防プランに従って対処するのです。

　ステップ 11 は，祈りと冥想を通じて自らの神とのつながりを保ち，自らの意識の変革を目指すことです。神が何を望んでいるか，それを実行する力があることを感じながら祈るのです。祈りと冥想は発想の源になり，助けを求め，それに受け入れるだけの力を与えてくれます。祈りと冥想を通じてもう一度回復に向かう強さを見つけることができるのです。

　ステップ 12 は，霊的な目覚めの経験を経て，ほかのアルコール依存症者にメッセージを伝え，その他の自分の問題すべてにこの原理をもって対処することです。再発を繰り返す

ことは霊的な成長を阻害します。ソブラエティを長く続けることで成長が可能になり，霊的な目覚めを経験したことで再発予防プランニングに関する知恵をその他の再発を繰り返している依存症者と分かち合うことができるようになるのです。RPPにおいて，再発を繰り返す依存症者は，特徴的な支援を必要としてはいるものの，回復の希望はあるのです。ひとりの再発してきた依存症者が回復できたことは，その他の現在，苦しんでいる人々にとっても希望となるのです。とはいえ，必要なのは希望を超えた何かです。知識や取り組み方を伝え，学ぶことに困難を感じている人には個人的な支援を行い，実際に取り組めるようにすることが必要です。そのためにRPPではグループ治療と再発予防自助グループを勧めています。それは再発予防プランニングの最も基本的な場となります。AAの原則や実践と組み合わせれば，回復のために大変な力になります。

ミーティングのやり方

　再発予防自助グループのミーティングは次のようなやり方に則って行うことが一般的です。

1. **開始の言葉**：ミーティングはチェアパーソン（司会役）がミーティングの名前を言い，自己紹介し，参加者みん

なへの歓迎の言葉を述べることで始まります。チェアパーソンは始めの言葉を読み上げるメンバーを指名し，このメンバーが再発予防自助グループの始めの言葉を読み上げます。それからチェアパーソンの指名で再発予防自助グループの基本方法を読んでいきます。

2．黙想：数分間の沈黙の時間をもちます。これによって参加者はリラックスして心を落ち着け，ミーティングから学ぶ準備を整えます。この間に短時間のリラクゼーションのエクササイズを行うことも良いでしょう。たとえば深く息を吸い込んでしばらく保ち，それからゆっくりと吐き出すようなエクササイズです。これらはメンバーみんながミーティングに向けての心の準備を整えるために行います。

3．話題を読む：チェアパーソンが話題を決めます。それぞれの話題に応じてメンバーに対して3～5分間くらい読むための文章が用意されています。この文章はスピーカー席に用意しておきます。

4．スピーカー：チェアパーソンはスピーカーを決めます。スピーカーは再発を繰り返してきたものの一定期間の回復を続けている人にします。この人は当日の話題に関連づけて自分の経験を語ることになります。スピーカーは今日の話題の文章と関連づけて自分の経験をほかのメンバーとシェアする

ようにします。最初の話は15〜20分間くらいに収めるようにします。

5. 休憩：短い休憩をとります。休憩中の間はカフェインなしのコーヒーやコーラを準備します。スナックをとる場合には糖分や精製された炭水化物を含まないものにします。ピーナッツ，果物やチーズがよいでしょう。重要なのは，再発予防自助グループでは，カフェインや糖分は再発リスクサインを引き起こすような気分の変化をもたらすかも知れないと考えていることです。

　休憩の間にメンバー同士自己紹介し合うのが良いですが，電話番号を交換することはしないようにします。

6. コメント：グループを再開しますが，メンバーは話題やスピーカーの話についてコメントします。自分がグループに話したいテーマについて話してもよいのです。メンバーみんながコメントできるようにするのはチェアパーソンの責任ですが3〜5分間くらいでそれぞれ話すようにします。誰かが話している間は聴くことがほかのメンバーの責任です。この段階で，他のメンバーのコメントに質問したり，直面化したり，フィードバックを返したりすることは認められません。

7. フィードバック・セッション：ミーティングの最後の段階がフィードバック・セッションです。ほかのメンバーに回

復について何か言いたいメンバーやフィードバックを受けたいメンバーはそれを行います。フィードバックを受けたいメンバーはどういったことについてコメントをもらいたいのかを手短に話します。ここでは質問することもできます。すべてのメンバーに言葉の意味をはっきりさせるために質問する機会が与えられます。その後でチェアパーソンはもう一度メンバーそれぞれに発言を求めてフィードバックしたいメンバーには話してもらいます。

　フィードバックには下記の4つの要素を入れます。

1）フィードバックが欲しいメンバーの話をどう受け止めたか
2）このメンバーの話の間，自分がどう感じたか
3）良くなるためにこのメンバーの治療プログラムにどのような利点があると考えるか
4）このメンバーが飲酒や薬物使用に戻ってしまいかねない治療プログラムの問題がどのような点か

　大切なのは，フィードバックを受けるメンバーが自分の自由意志でフィードバックを受けたいと感じているということです。フィードバックを受けるように強制してはなりません。またフィードバックするメンバーは率直である一方でサポーティブでもあることも大切です。目的は，治療プログラムの再発につながりかねない問題点を指摘しながらも，ほかのメ

ンバーをサポートすることなのです。

8. **終了**：チェアパーソンは次のミーティングの日時と場所を伝え，参加を求めてミーティングは終了です。

9. **ミーティング時間**：再発予防自助グループは一般的には2時間かけて行います。開始と黙想とで15分間くらいかけるのが勧められます。話題についての文章の朗読とスピーカーの話で30分間くらいかけます。コメントが30〜40分間，フィードバック・セッションは40分間くらいに収めます。1つのセッションでフィードバックを受けるのはせいぜい2名までにします。フィードバックは長くても20分間以内に収めることは強調します。

さいごに

　砂漠の真ん中を自分が旅していると想像してください。一つの人影が遠くに見えます。一人の老人が無精ひげを伸ばして衣服をはだけて四つん這いになっているのです。手は砂漠の砂をつかんでいます。「何をしているのですか？」と質問しますと、「埋蔵金を探しているのじゃ」と答えました。「どのくらいの間、そうしているのですか」と訊きますと、「何週間か……何カ月間かもしれない。大変で長くかかる仕事なんじゃ」と老人は答えます。彼の指が血だらけになっていて拳にもマメがあることに気づきます。「ちょっと、おじいちゃん！　素手で掘り続けるのじゃとても追いつかないよ。たった1メートルほどしか掘れていないじゃないですか。私のショベルをお貸ししましょう」。あなたはリュックからショベルを取り出します。軽量で、形もしっかりとしています。それを地面に突き立てました。5分もすると、老人には自分が1カ月もかかってやってきたことがすぐさまできてしまうことがはっきりわかりました。

　するとおもしろいことが起こったのです。この老人は怒りに満ちた目つきになり、顔も真っ赤になったのです。老人はあなたの手からショベルを取り上げると、遠くに放り投げながら命令したのです。「その変な道具をもってさっさとどこかに行ってしまえ！」。さらに、「わしはずっとこのやり方で

掘ってきたんじゃ。それでうまくやってきたんじゃ。さあ。すぐにここから出て行ってわしを一人にしてくれ。わしは自分のやり方で大丈夫なんじゃ」

　依存症から回復したいと願う人の中にも，この埋蔵金探しの老人と同じやり方をしている人がたくさんいます。こうした人々はAAや専門家の治療といった道具を使わないでソブラエティを維持しようとしています。もしも素手で穴を掘ることだけしか知らないのであれば，このやり方を続けるしかないでしょう。しかしそのやり方に時間がかかり，効果もない場合には，長期にわたってうまくソブラエティを維持する可能性は低いでしょう。

　回復を目指す時，AAはちょうど埋蔵金を発掘する時のショベルにあたります。ショベルのようなものはうまく，効果的な発掘法になります。ショベルを使えば必ず求めるものが得られるとは限りませんが，簡単に，楽しみながら，求めるものを探す可能性は大きくなるのです。

　1935年にAAの創設者たちは，アルコール依存症からの回復が可能であることを示して希望をもたらしたのです。12ステップという形のショベルを示して多くの人を回復に導きました。1935年以来，回復についてたくさんのことがわかってきました。AAの基本原則が正しいことが明らかになってきました。ここにこそ，長期間の苦しみのないソブラティという宝物があるのです。この宝は，12ステップに従って正しい場所を，ショベルを使った取っつきやすい方法で掘

り進めることで初めて手に入るのです。

　ここでいったんあの老人のことに戻ってみましょう。もし彼があなたの差し出したショベルを手にしていたとしたら。それでも老人はショベルでも手が出ない岩にぶつかることがあるでしょう。あなたは今度は彼に斧を示して，埋蔵金が手に入ることを示すのです。専門家による治療とAAとはそれぞれ，たくさんの人々がソブラエティというゴールに到達できるように，必要な斧やショベルを与えようとしているのです。

　それでもなお，依存症という巨大な岩盤に向かって自分の手やショベルや斧を使って掘り進もうとしてきた，今もしていて，くじけそうになっている人々は非常にたくさんいます。再発予防法はこうした人々に空気銃を与えようとするものです。もしもこの方法を選ぶ人がいれば。

　良い道具を持っているからといっても，だから自分自身どこを掘るのかを決め，自分の手を使って掘り進める責任を取らなくて良いということにはなりません。良い道具というものはそれを自分で上手に扱ったときにはずっと早く作業が進む，というだけのものです。良い道具は，必ずソブラエティに到達できると保証するようなものでもありません。しかし，そのチャンスを与えてくれるものではあります。

　再発予防プランニングはAAや専門的治療に取って代わるものではありません。AAの原則や実践の大切さにも変わりはありません。AAという有効な回復のための方法に，さら

に有効な方法を付け加えたに過ぎません。

　さらに再発予防プランニングという治療モデルは，これでおしまいというわけでもありません。ショベルや斧や空気銃によって，確かにそれまでよりもずっと早く，うまく地面を掘ることができるようになりました。それでもさらに良い方法が求め続けられてきたのです。そして発掘に掘削機や蒸気機関が利用されるようになったのです。

　この本が「再発」に対する恐怖や脅威を少しでも和らげることができれば，それが著者たちの望みです。すべての回復途上にある人々にとって，情報不足は最大の敵です。そのことは我々の信念です。アディクションについてもっと知れば，もっとうまく治療ができ，もっと力強く回復に向かって進むことができるはずです。本書はあなたの心に光を当てるための努力の結晶です。ただただ再発を恐れる必要はもうないのです。再発のプロセスについて知るほど，再発を避けるために必要なのは何なのかがはっきりしてきます。ただ回復を願ってどうすればいいのか考えるのではなく，科学的に裏付けられた事実に基づいて行動することができるようになったのです。

　さて，本書は最後の回答ではありません。むしろ未完成で，まだ始まったばかりと言っていいものです。明らかにされるべきことはまだたくさんあります。さらに多くの個人的な経験を分析してそこから学ぶ必要があります。新しい研究も次々に行われています。明日にでも新しい事実がわかってこ

の方法がずっと改善されるかも知れません。我々の目的は，今のところ死の宣告を受けるしかない物質依存症の人々が生きるための方法を得ることができるように，この疾患についてもっともっと知ることなのです。

　本書が希望に満ちたものになること，これが著者たちの切実な願いです。しかし知識だけでは十分ではありません。理解したことを実行に移さなければなりません。本書で得た新しい知識と原則を治療プログラムに取り入れてください。

　このメッセージをAAに伝えてください。家族にも。他の今苦しんでいるアルコール依存症の人々にも。再発予防グループを始めましょう。再発を繰り返している人も居心地良く，リラックスできるようなグループにしましょう。一番大切なのは，再発を繰り返す人々を裁くのではなくて，サポートと希望を与えることです。本書を読んだ方々が，行動を起こして流れを作っていくことを強く願っています。アメリカでは最も致死率が高い，アディクションという疾患を研究し，どう治療するのかを明らかにするために。

補遺

再発予防自助グループのはじめの言葉

　再発予防自助グループは，再発しがちなアルコール依存症者や薬物依存症者がリスクサインを把握して，再発の症状を知り，サインや症状に対処できるようになるために工夫された決まりをもつミーティングです。このグループは自発的な自助組織です。入会金や参加費や会員資格などを設けていません。このグループの最も大切な目的は，再発しがちな人に起こりがちな問題を知るためのサポートを行って，集まって相互に助け合い，危機的な時にもサポートを行うことです。

　再発予防自助グループはアルコーホリクス・アノニマス（AA）と関連するプログラムとの協力の下で行われています。専門家によるカウンセリングとも連携しています。再発予防自助グループはAAや専門家カウンセリングの代わりになったり，置き換えたりするものとは違います。

　再発予防自助グループへの参加資格は，ソブラエティを真剣に求めてきたものの再発を経験したり，その危険を感じたりしていることだけです。再発予防自助グループは再発しやすい人たちを回復プログラムで悪戦苦闘してきたものと捉えます。失敗としてラベルを貼られ，スティグマを感じることが多い人たちです。長期間再発を繰り返してきた人たちには特徴的な問題が起きるので，再発を繰り返してきた人には工

夫されたサポートが有効です。そこでは同様に再発を繰り返し経験してきて回復途上にある人たちからの支えが必要なのです。

　再発は進行するプロセスで，型が決まっており，予測でき，リスクサインから進行していきます。再発しがちな人もリスクサインがわかれば，再発予防プランを立てることができ，再発のリスクサインに対処することができるようになります。多くのリスクサインが再発を繰り返してきた人の場合には気づくことなく，意図することなく生じてきます。そこで再発予防自助グループではメンバー同士のフィードバックによって，他のメンバーから見てどのような再発のリスクサインや症状があるかを知ることができます。日々の棚卸しやリスクサインへの対処，自己開示を続けることと，ほかのメンバーからのフィードバックで再発は予防できます。

　再発予防自助グループのメンバーの経験から見て，希望のないアルコール依存症者といった人はいません。回復は長年にわたって再発を繰り返してきた人にも可能です。回復への鍵は，専門的な治療と，12 ステップに基づく AA への参加および再発予防自助グループでの再発予防プランニングのステップとを組み合わせることなのです。

文献

ALCOHOLISM
In the past 15 years a great deal of new information has been learned about alcoholism. These references summarize the recent advances for those interested in technical research support for and general information about the concepts in this book.
1. Johnson, Vernon E., *I'll Quit Tomorrow.* New York, Harper & Row, 1973.
2. Kinney, Jean, and Leaton, Gwen, *Loosening the Grip.* St. Louis, Mo., C. V. Mosby Co., 1978.
3. Kissin, Benjamin and Begleiter, Henri, *The Biology of Alcoholism, Volume 6, The Pathogenesis of Alcoholism: Psychosocial Factor.* New York, Plenum Press, 1983.
4. Kissin, Benjamin and Begleiter, Henri, *The Biology of Alcoholism. Volume 7, The Pathogenesis of Alcoholism: Biological Factors.* New York, Plenum Press, 1983.
5. Miller, M., Gorski, T., Miller, D., *Learning to Live Again.* Independence, Mo., Independence Press, 1980.
6. Milam, James and Ketcham, Katherine, *Under the Influence: A Guide to the Myths and Realities of Alcoholism.* Seattle, Washington, Madrona Publishers, 1981.
7. Pattison, E. Mansell and Kaufman, Edward, *Encyclopedic Handbook of Alcoholism.* New York, Gardner Press, 1982.
8. Royce, James E., *Alcohol Problems and Alcoholism: A Comprehensive Survey.* New York, The Free Press, 1981.
9. U.S. Department of Health and Human Services, *First Special Report to Congress on Alcohol and Health.* National Institute on Alcohol Abuse and Alcoholism, Rockville, Maryland, December, 1971.
10. U.S. Department of Health and Human Services, *Second Special Report to Congress on Alcohol and Health.* National Institute on Alcohol Abuse and Alcoholism, Rockville, Maryland, June, 1974.
11. U.S. Department of Health and Human Services, *Third Special Report to Congress on Alcohol and Health.* National Institute on Alcohol Abuse and Alcoholism, Rockville, Maryland, June, 1978.
12. U.S. Department of Health and Human Services, *Fourth Special Report to Congress on Alcohol and Health.* National Institute on Alcohol Abuse and Alcoholism, Rockville, Maryland, January, 1981.
13. U.S. Department of Health and Human Services, *Fifth Special Report to Congress on Alcohol and Health.* National Institute on Alcohol Abuse and Alcoholism, Rockville, Maryland, December, 1983.

DISEASE CONCEPT
Alcoholism is widely accepted as a disease. The following are the primary references used to support the disease model of alcoholism.
14. Davies, D. L., Definitional Issues in Alcoholism. In *Alcoholism: Interdisciplinary Approaches to An Enduring Problem,* R. E. Tarter & A.A. Sugerman (Eds). Reading, Mass., Addison-Wesley, 1976.
15. Glatt, M. M., "The Question of Moderate Drinking Despite Loss of Control." *British Journal of Addiction,* 1976, 71, 135–144.
16. Glatt, M. M., "Alcoholism Disease Concept and Loss of Control Revisited." *British Journal of Addiction,* 1976, 71, 135–144.
17. Jellinek, E. M, *The Disease Concept of Alcoholism.* New Haven, Conn., College and University Press, in association with Hillhouse Press, New Brunswick, N.J., 1960.
18. Keller, M., "On the Loss of Control Phenomena in Alcoholism." *British Journal of Addiction,* 1972, 67, 153–166.
19. Knott, David H., M.D., Ph.D., *Alcohol Problems Diagnosis and Treatment.* New York. Pergamon Press, 1986.
20. Milam, James, *The Emergent Comprehensive Concept of Alcoholism.* Kirkland, Wa., ACA Press.
21. Milam, James A. and Ketchum, Katherine, *Under the Influence: A Guide to the Myths and Realities of Alcoholism.* Seattle, Washington, Madrona Publishers, 1981.
22. Rush, B., An inquiry into the effects of ardent spirits upon the human body and mind; with an account of the means of preventing and of the remedies for curing them, (1785?). Brookfield, Mass., Merriam (8th ed.)

There is not universal support for the disease concept of addictive disease. The major critiques of the disease model focus upon the failure, in the above original sources, to integrate a bio-psycho-social concept. There is also concern that some problem drinkers do not have an addictive disease per se and the disease model either ignores or inappropriately labels and treats these individuals. The following are the primary references that critique the disease model of alcoholism.

23. Maisto, S. A., & Schefft, B. K., The Constructs for Cravings for Alcohol and Loss of Control Drinking: Help or Hindrance to Research. In *Addictive Behaviors*, 1977, 2, 207–217.
24. Marlatt, G. A., Craving for Alcohol, Loss of Control, and Relapse: A Cognitive-Behavioral Analysis. In *Alcoholism: New Directions in Behavioral Research and Treatment*, Nathan, P. E., Marlatt, G. A and Lobers T. (eds.). New York, Plenum, 1978.
25. Mello, N. K , Behavioral Studies in Alcoholism. In *The Biology of Alcoholism (Vol 2)*, B. Kissin and H. Begleiter (eds.). New York, Plenum, 1972.
26. Pattison, E. M., Sobell, M. B., Sobell, L. C. (eds.), *Emerging Concepts of Alcohol Dependence*. New York, Springer, 1977.
27. Robinson, D., "The Alcohologist's Addiction: Some Implications of Having Lost Control Over the Disease Concept of Alcoholism." *Quarterly Journal of Studies on Alcohol*, 1972, 32, 1028–1042.

ALCOHOLISM AND GENETICS

It has been demonstrated that the transmission of alcoholism is genetically influenced. Current research is pursuing the question, What factors are influenced genetically that produce an increased susceptibility to alcoholism? The following articles summarize the recent research.

28. Goodwin, Donall, *Is Alcoholism Hereditary?* New York, Oxford University Press, 1976.
29. Goodwin, D, W., "Genetics of Alcoholism, Substance and Alcohol Actions/Misuse." *Clinical Science Review:* 1:101–117, 1980.
30. Grove, William M., & Cadoret, Remi J., Genetic Factors in Alcoholism. In *The Biology of Alcoholism, Volume 7, The Pathogenesis of Alcoholism: Biological Factors*, Kissin, Benjamin and Begleiter, Henri, (eds.). New York, Plenum Press, 1983.
31. Leiber, C. S,, "The Metabolism of Alcohol," *Scientific American*. March 1976.
32. Leiber, C. S., Hasumara, Y., Teschke, P., Matsuzaki, S., and Korsten, M., "The Effect of Chronic Ethanol Consumption on Acetaldehyde Metabolism," in *The Role of Acetaldehyde in the Actions of Ethanol*, ed, K. 0. Lindros and C. J. Ericksson (Helsinki: Finnish Foundation for Alcohol Studies, Vol. 23, 1975).
33. Leiber, C. S., and Dicarli, L. M., "The Role of the Hepatic Microsomal Ethanol Oxidizing System (MEOS) for Ethanol Metabolism in Vivo," *Journal of Pharmacology and Experimental Therapeutics*, Vol. 181 (1972).
34. Schuckit, Marc A., and Raysev, V., "Ethanol Ingestion: Differences in Blood Acetaldehyde Concentrations in Relatives of Alcoholics and Controls," *Science*, Vol. 203 (1979).
35. Shuckitt, Mark A., Li Ting Kai, Clonninger, C. Robert Deitrich, Richard A., "The Genetics of Alcoholism—A Summary of the Proceedings of a Conference Convened at the University of California, Davis." Reported in *Alcoholism: Clinical and Experimental Research*, Vol. 9, No. 6, pg. 475–492, November/December 1985.
36. U.S. Department of Health and Human Services, *Fifth Special Report to the U.S. Congress on Alcohol and Health from the Secretary of Health and Human Services*. National Institute on Alcohol Abuse and Alcoholism, Rockville, Maryland, December, 1983. Pgs. 15–24.
37. US Journal of Drug and Alcohol Dependence, Alcohol Tolerance Different in CoA Men, A news story in *The US Journal of Drug and Alcohol Dependence*, Vol. 9. No 12, pg. 12, December, 1985.
38. US Journal of Drug and Alcohol Dependence, Hyperactive Teens More Likely to Drink, A news story in *The US Journal of Drug and Alcohol Dependence*, Vol. 9, No. 12, pg 19, December, 1985.

STRESS MANAGEMENT AND ADDICTIVE DISEASE

Stress management and relaxation training have proven to be a useful adjunct in the treatment of addictive disease. The following articles describe the research basis and methodology for the use of stress management and relaxation training in treatment.

39. Engstrom, David R , and Liebert, David E., Muscle Tension and Experienced Control: Effects of Alcohol Intake Vs. Biofeedback on Alcoholics and Non-Alcoholics. In *Currents in Alcoholism: Recent Advances in Research and Treatment (Vol. VII)*, Galanter, Marc (eds.). New York, Grune & Stratton, 1980. Pgs, 219–228.
40. Gorski, Terence T., and Troiani, Joseph E., *Self Regulation/Biofeedback and Alcoholism: An Applied Model*. Ingalls Memorial Hospital, Harvey, Illinois, October, 1978.

ADDICTIVE CHEMICALS

Chemical addictions involve dependence upon mood-altering drugs including alcohol. Although there is a common core addiction syndrome that pertains to all chemical addiction, each drug group has distinct effects during intoxication and withdrawal that need to be understood. The following references will aid in understanding these similarities and differences. These references describe biological, psychological, and social factors that are similar in addictive disease. Recent research on endorphins and enkephelons and their role in addictive disease is reviewed.

41. Bennett, Gerald, Vourakis, Christine, Woolf, Donna S., *Substance Abuse: Pharmacologic, Developmental, and Clinical Perspectives.* New York, Wiley Medical Publications, 1983.
42. Blum, Kenneth, *Handbook of Abuseable Drugs.* New York, Gardner Press, 1984.
43. Blum, Richard H. Bovet, Daniel, Moore, James, *Controlling Drugs: International Handbook for Psychoactive Drug Classification.* Jossey-Bass Publishers, 1974.
44. Cohen, G., & Collins, M. A., "Alkaloids from Catecholamines in Adrenal Tissue: Possible Role in Alcoholism," *Science*, Vol. 167 (1970).
45. David, Joe, *Endorphins, New Waves in Brain Chemistry.* Garden City, New York, Doubleday & Co., Inc., 1984.
46. Davis V. E., and Walsh, M. J., "Alcohol, Amines, Alkaloids: A Possible Biochemical Basis for Alcohol Addiction," *Science*, Vol. 167 (1970).
47. Hamilton, Helen Klusek, Rose, Minnie Bowen, Gever, Larry N., *A Professional Guide to Drugs.* Springhouse, Pennsylvania, Intermed Communications, Inc., 1982.
48. Keeley, Kim A. and Solomon, Joel, New Perspectives on the Similarities and Differences of Alcoholism and Drug Abuse. In *Currents in Alcoholism, Recent Advances in Research and Treatment (Vol. VIII),* Galanter, Marc (eds.). New York, Grune and Stratton, 1981, pp. 99118.

COMPULSIVE BEHAVIORS

Compulsive behaviors are actions that produce intense excitement, emotional release, or mood alteration and are followed by long-term pain or discomfort. These behaviors can be internal (thinking, imagining, feeling) or they can be external (working, playing, talking, etc.). Compulsive behaviors create bio-psycho-social patterns that are similar to the core addiction syndrome that occurs with addictive chemicals. The following references provide an overview of a variety of compulsive behaviors and related research.

49. Carnes, Patrick, *The Sexual Addiction.* Minneapolis, Minnesota, Comp Care Publications, 1983.
50. Conway, Flo and Siegelman, Jim, *Snapping: America's Epidemic of Sudden Personality Change.* New York, J. B. Lippincott Company, 1978.
51. Friedman, Meyer and Resenman, Ray H., *Type A Behavior and Your Heart.* Greenwich, Connecticut, Fawcett Publications, 1974.
52. Friedman, Meyer and Ulmer, Diane, *Treating Type A Behavior and Your Heart.* New York, Alfred A. Knopf, 1984.
53. Glasser, William, *Positive Addictions.* New York, Harper and Row Publishers, 1976.
54. Hollis, Judi, *Fat Is a Family Affair.* Center City, Minnesota, The Hazelden Foundation, 1985.
55. Marlatt, G. Alan and Gordon, Judith R., *Relapse Prevention: Maintenance Strategies in the Treatment of Addictive Behaviors.* New York, Guilford Press, 1985.
56. Peele, Stanton, *Love and Addiction.* New York, Signet, May 1976, pp. 42–67.
57. Sargant, William, *Battle for the Mind: A Physiology of Conversion and Brainwashing.* New York, Harper & Row Publishers, 1957.
58. Stunkard, Albert J. and Stellar, Elliot (eds.), *Eating and Its Disorders.* Association for Research in Nervous and Mental Disease, Volume 62, New York, Raven Press, 1984.
59. Winn, Marie, *The Plug in Drug: Television, Children, and the Family.* New York, the Viking Press, 1977.

DENIAL IN ADDICTION

Addiction has been described as a disease of denial. Discussions of denial often include the concepts of compliance (consciously accepting the diagnosis while unconsciously resisting it) and surrender (conscious and unconscious acceptance). The typical treatment approach to denial is confrontation. The following references review original sources and recent updates to the concepts of denial, compliance, surrender, and confrontation.

60. Brown, Stephanie, *Treating the Alcoholic: A Developmental Model of Recovery.* New York, John Wiley & Sons, Inc., 1985. Pp. 58, 75–100.

61. Forrest, Gary G., *Confrontation in Psychotherapy with the Alcoholic.* Holmes Beach Florida, Learning Publications, Inc., 1982.
62. Gorski, Terence T., *The Denial Process and Human Disease.* Ingalls Memorial Hospital, May, 1976. Available from the CENAPS Corporation, P.O. Box 184, Hazel Crest, Illinois, 60429.
63. Gorski, Terence T., *Denial Patterns: A System for Understanding the Alcoholic's Behavior.* Ingalls Memorial Hospital, June, 1976. Available from the CENAPS Corporation, P.O. Box 184, Hazel Crest, Illinois, 60429.
64. Milam, James R. and Ketchum, Katherine, *Under the Influence: A Guide to the Myths and Realities of Alcoholism.* Seattle, Washington, Madrona Publishers, 1981, pp. 88–89.
65. Royce, James E., *Alcohol Problems and Alcoholism: A Comprehensive Survey.* New York, The Free Press of MacMillan Publishing Co., 1981, pp. 91–94.
66. Tiebout, Harry M., Psychological Factors Operating in Alcoholics Anonymous. In *Current Therapies of Personality Disorders,* B. Glueck (ed.) New York, Grune & Stratton, 1946, pp. 145–165.
67. Tiebout, Harry M., "Therapeutic Mechanisms of Alcoholics Anonymous," *American Journal of Psychiatry,* 1947, 100, 468–473.
68. Tiebout, Harry M., "The Act of Surrender in the Psychotherapeutic Process with Special Reference to Alcoholism," *Quarterly Journal of Studies on Alcohol,* 1949, 10, 48–58.
69. Tiebout, Harry M., "Surrender Versus Compliance in Therapy with Special Reference to Alcoholism," *Quarterly Journal of Studies on Alcohol,* 1953, 14, 5868.
70. Tiebout, Harry M., *The Act of Surrender in the Therapeutic Process.* New York, The National Council on Alcoholism, undated.
71. Tiebout, Harry M., "Conversion As a Psychological Phenomenon." Read before the New York Psychiatric Society, April 11, 1944. New York, National Council on Alcoholism, 1944.
72. Vaillant, George E., *The Natural History of Alcoholism: Causes, Patterns, and Paths to Recovery.* Cambridge, Massachusetts, Harvard University Press, 1983, pp. 31–32, 167–173.
73. Wallace, John, Working with the Preferred Defense Structure of the Recoverying Alcoholic. In *Practical Approaches to Alcoholism Psychotherapy,* S. Zimbers, J. Wallace and S. B. Blume (eds.). New York Plenum Press, 1978.
74. Zimberg, Sheldon, *The Clinical Management of Alcoholism.* New York, Brunner/Mazel Publishers, 1982, pp. 74–77, 110–115.

THE ADDICTIVE FAMILY

Addiction is typically described as a family disease. It is estimated that for each actively addicted person, three to five family members are seriously affected. Diagnostic and treatment approaches have matured in the past 15 years. The goal of family treatment has expanded from simply providing support for the alcoholic's recovery to identifying and providing positive treatment to affected family members. The following references review the concepts of enabling, family treatment, co-dependence, the adult children of alcoholics (ACOA) syndrome.

75. Ackerman, Robert J., *Children of Alcoholics: A Guidebook for Educators, Therapists, and Parents.* Holmes Beach, Florida, Learning Publications, 1978.
76. Black, Claudia, *It Will Never Happen to Me.* Denver, Colorado, MAC Printing and Publishing Division, 1982.
77. Carnes, Patrick, *The Sexual Addiction.* Minneapolis, Minnesota, Comp Care Publications, 1983, pp. 91–140.
78. Drews, Toby Rice, *Getting Them Sober: A Guide for Those Who Live with an Alcoholic.* Plainfield, New Jersey, Have Books, Logos International.
79. Dulfano, Celia, Family Therapy of Alcoholism. In *Practical Approaches to Alcoholism Psychotherapy,* S. Zimbers, J. Wallace and S. B. Blume. New York, Plenum Press, 1978, pp. 119–136.
80. Dulfano, Celia, *Families, Alcoholism, and Recovery: Ten Stories.* Hazelden Foundation, 1982.
81. Gorski, T., Miller, M., *Focus on Family,* "Relapse: The family's involvement," Parts I, II, III. Hollywood, Fl., *The U.S. Journal of Drug and Alcohol Dependence, Inc.* Sept./Oct., Nov./Dec., 1983, Jan./Feb., 1984.
82. Gorski, Terence T., *Intimacy and Recovery: A Workshop Manual.* Hazel Crest, Illinois, the CENAPS Corporation, 1984.
83. Gravitz, Herbert L. and Bowden, Julie D., *Guide to Recovery: A Book for Adult Children of Alcoholics.* Holmes Beach, Florida, Learning Publications, Inc., 1985.

84. Greenleaf, Jael, "Co-Alcoholic Para-Alcoholic: Who's Who and What's the Difference?" Presented at the National Council on Alcoholism, 1981 National Alcoholism Forum, New Orleans, Louisiana, April 12, 1981.
85. Howard, Donald P. and Howard, Nancy T., Treatment of the Significant Other. In *Practical Approaches to Alcoholism Psychotherapy,* S. Zimers, J. Wallace and S. Blume, New York, Plenum Press, 1978, pp. 137–162.
86. Kaufman, Edward and Kaufman, Pauline, *Family Therapy of Drug and Alcohol Abuse.* New York, 1979.
87. Miller, Merlene and Gorski, Terence T., *Family Recovery: Growing Beyond Addiction.* Independence, Missouri, Herald House Independence Press, 1982.
88. Norwood, Robin, *Women Who Love Too Much.* Los Angeles, Jeremy P. Tarcher, Inc., 1985.
89. Peele, Stanton, *Love and Addiction.* New York, Signet, May 1976.
90. Smith, Jan L., Gorski, Terence T., Miller, "Family Involvement in Relapse Prevention."—Course Handout, 1985.
91. Wegsheider, Sharon, *Another Chance: Hope and Health for the Alcoholic Family.* Palo Alto, California, Science and Behavior Books, Inc., 1983.
92. Woititz, Janet Geringer, *Adult Children of Alcoholics.* Pompano Beach, California, Health Communications, Inc., 1985.
93. Woititz, Janet Geringer, *Struggle for Intimacy.* Pompano Beach, California, Health Communications, Inc., 1985.

MORBIDITY AND MORTALITY OF ALCOHOLICS

Addictive disease shortens a person's life span by an estimated 11 years. There is evidence that, although sobriety does increase life expectancy, sober alcoholics remain at high risk for increased illness and premature death. The cause of death simply shifts from liver disease and other direct effects to cancer, heart disease, and stress-related illness. The cause of death in sobriety reflects a strong impact of stress and toxin-related diseases that may result from substitute chemical (caffeine and nicotine) and behavioral addictions.

94. Pell, S. and D'Alonzo, C. A., "A Five Year Mortality Study of Alcoholics," *Journal of Occupational Medicine,* 15:120–125, 1973.
95. Vaillant, George E., *The Natural History of Alcoholism: Causes, Patterns, and Paths to Recovery.* Cambridge, Massachusetts, Harvard University Press, 1983, pp. 161–173.

CAFFEINE

Research has identified caffeinism as a clinical syndrome characterized by intensified anxiety, apprehension, and irritability as well as by physical symptoms of tachycardia and tremor. Although generally unrecognized, caffeine addiction may be a significant contributor to discomfort and dysfunction among persons recovering from addictive disease. Caffeine addiction may also be correlated with a return to addictive use in recovering persons.

96. Blattner, John F., *The Effects of Caffeine Consumption with Recovering Alcoholics and its Relationship to Levels of Anxiety.* An Unpublished Doctoral Dissertation, Prepared for the Fielding Institute, Santa Barbara, California, 1985.
97. Gilliland, K., Bullock, W., "Caffeine: A Potential Drug of Abuse," *Advances in Alcohol and Substance Abuse,* 1983, 3:53–73.
98. Dews, P. B., *Caffeine, Perspective from Recent Research.* New York, Springer-Verlag, 1984.
99. Gilliland, K., Bullock, W., "Caffeine: A Potential Drug of Abuse." In *Addictive Behaviors,* Shaffer, Howard and Stimmel. New York, Barry, Haworth Press, 1983, pp. 53–74.
100. Gilbert, R. M. "Caffeine As a Drug of Abuse." In *Research Advances in Alcohol and Drug Problems, Vol. 3,* Gibbons R. J., Israel Y. et al (eds.). New York, John Wiley and Sons, 1976.
101. Greden, J. F., "Anxiety or Caffeinism, A Diagnostic Dilemma." *American Journal of Psychiatry,* Vol. 131:1089–1092, 1974.
102. Greden, J. F., Fontaine P., Lubetsky, M. and Chamberlain, K., "Anxiety and Depression Associated with Caffeinism Among Psychiatric Patients," *American Journal of Psychiatry,* Vol. 135:963–966, 1978.
103. Nash, H., "Psychological Effects and Alcohol Antagonizing Properties of Caffeine," *Quarterly Journal of Studies on Alcohol,* Vol. 27:727–734, 1966.
104. Robertson, D., Frolich. J. C., Carr, R. K., Watson, J. T., Hollifield, J. W., Shand, D. C. and Oates, J. A., "Effects of Caffeine on Plasma Renin Activity, Catecholamines and High Blood Pressure," *New England Journal of Medicine,* Vol. 298:181–186, 1978.

POST-ACUTE WITHDRAWAL

Recent research indicates that recovering alcoholics suffer from sub-clinical organic mental disorders that impair the ability to think, manage feelings and emotions, remember things, sleep restfully, maintain psychomotor coordination, and manage stress. This syndrome is chronic and persistent in early recovery for a period of 30–180 days. After that time symptoms intermittently recur, especially when a patient is under excessive stress, fatigued, and not well nourished. This syndrome has been described as post-acute withdrawal, protracted withdrawal, dry drunk, and building up to drink. The following references document the presence, description, and hypothetical causes of this syndrome.

105. Abbott, M. W., and Gregson, R. A. M., Cognitive dysfunction in the prediction of relapse in alcoholics. J. Stud Alcohol 42:230–243, 1981.
106. Adams, K., Grant, Igor, and Reed, Robert, "Neuropsychology in Alcoholic Men in Their Late Thirties: One-Year Follow-Up," *American Journal of Psychiatry 137* 8, August 1980, pp. 928–931.
107. Adams, K., Grant, Igor, Carlin, Albert S., Reed, Robert, "Cross-Study Comparisons of Self-Reported Alcohol Consumption in Four Clinical Groups," *American Journal of Psychiatry 138* 4, April, 1981, pp. 445–449.
108. Begleiter, H., "Brain Dysfunction and Alcoholism: Problems and Prospects." *Alcoholism: Clinical and Experimental Research 5,* 2, Spring 1981, pp. 264–266.
109. Bennett A. E., Mowery G. L., Fort J. T., Brain Damage from Chronic Alcoholism: "The Diagnosis of Intermediate Stage of Alcoholic Brain Disease," *American Journal of Psychiatry* 116:705–711, 1960.
110. Berglund M., "Cerebral Dysfunction in Alcoholism Related to Mortality and Long-term Social Adjustment," *Alcoholism: Clinical and Experimental Research*, Vol. 9, No. 2:153–157, 1985.
111. Berglund, M., Leigonquist, H., Horlen, M., Prognostic significance and reversibility of cerebral dysfunction in alcoholics. *Journal of Studies on Alcohol and Drugs* 38:17611769, 1977.
112. Birnbaum, Isabel M. and Parker, Elizabeth S. (eds.), *Alcohol and Human Memory.* Hillsdale, New Jersey, Lawrence Erlbaum Associates Publishers, 1977. Distributed by Halstead Press Division, John Wiley & Sons, Inc., New York.
113. Brandt, J., Butters, N., Ryan, C., Bayog, R., "Cognitive Loss and Recovery in Long-term Alcohol Abusers." *Archives of General Psychiatry* 40:435–442, 1983.
114. Cala, L. A. & Mastaglia, F. L., "Computerized Tomography in Chronic Alcoholics." *Alcoholism: Clinical and Experimental Research 5* 2, Spring, 1981, pp. 283–294.
115. Carlen, Peter L., Reversible Effects of Chronic Alcoholism on the Human Central Nervous System: Possible Biological Mechanisms. In *Cerebral Deficits in Alcoholism,* D. A. Wilkinson (ed.). Toronto, Canada, Addiction Research Foundation, 1982, pp. 107–122.
116. Coger, R. W., et. al., EEG Differences Between Male Alcoholics in Withdrawal and Those Stabilized in Treatment. In *Currents in Alcoholism, Vol. VIII,* M. Galanter (ed.). New York, Grune & Stratton, 1981, pp. 85–96.
117. DeSoto, Clinton B., O'Donnell, William E., Alfred, Linda J., Lopes, Cheryl E., "Symptomatology in Alcoholics at Various Stages of Abstinence," *Alcoholism: Clinical and Experimental Research,* Vol. 9, No. 6, Nov./Dec. 1985, pp. 505–512.
118. Eckardt, M. J., *Alcohol and Brain Dysfunction,* Clinical Brain Research Lab of Clinical Studies, DICBR, NIAAA, Rockville, Maryland.
119. Eckardt, M. J., Parker E. S., and Noble, E. P., "Changes in Neurophysiological Performance During Treatment for Alcoholism." *Biological Psychiatry* 1979, 14:943–954.
120. Eckardt, M., Ryback, Ralph S., Neuropsychological Concomitants of Alcoholism. In *Currents in Alcoholism Volume VIII,* M. Galanter (ed.). New York, Grune & Stratton, 1981, pp. 5–27.
121. Fabian, M. S., Parsons, O. A., "Differential Improvement of Cognitive Functions in Recovering Alcoholic Women." *Journal of Abnormal Psychology* 92:87–95, 1983.
122. Finger, S. A., *Recovery from Brain Damage: Research and Theory.* New York, Plenum Press, 1978.
123. Galanter, M. et. al., Thought Disorder in Alcoholics. In *Currents in Alcoholism Volume VII,* M. Galanter (ed.), New York, Grune & Stratton, 1980, pp. 245–252.
124. Goldman, M. S., Reversibility of Psychological Deficits in Alcoholics: The Interaction of Aging with Alcohol. In *Cerebral Deficits in Alcoholism,* D. A. Wilkinson (ed.). Toronto, Canada, Addiction Research Foundation, 1982, pp. 79–105.
125. Goldman, M. S., "Cognitive Impairment in Chronic Alcoholics: Some Cause for Optimism." *American Psychologist* 38:1045–1054, 1983.

126. Goldman, Mark S., "Neuropsychological Recovery in Alcoholics: Endogenous and Exogenous Processes," *Alcoholism: Clinical and Experimental Research,* Vol. 10, No. 2, March/April 1986.
127. Goldstein, G., Chotlos, J. W., McCarthy, R. J., and Neuringer, C., "Recovery from Gait Instability in Alcoholics," *Journal of Studies on Alcohol,* 29: 38–43, 1968.
128. Gorski, T. *The Neurologically-Based Alcoholism Diagnostic System.* Hazel Crest, Illinois, Alcoholism Systems Associates, pp. 28–31, 1979.
129. Gorski, T. and Miller M., *Counseling for Relapse Prevention.* Independence, Missouri, Independence Press, 1982, pp. 31–35.
130. Gorski, T. "Special Report; Diagnosing PAW Using the DSM III." Hazel Crest, Illinois, The CENAPS Corporation, January 20, 1984.
131. Grant, I. and Judd, L. L., "Neuropsychological and EEG Disturbances in Polydrug Users." *American Journal of Psychiatry 133* 9, September 1976, pp. 10391042.
132. Grant, I., Adams, Kenneth, Reed, Robert, "Normal Neuropsychological Abilities of Alcoholic Men in Their Late Thirties." *American Journal of Psychiatry 136* 10, October, 1979, pp. 1263–1269.
133. Grant, I., Adams, K., Reed, R., "Aging, Abstinence, and Medical Risk Factors in the Prediction of Neuropsychologic Deficit Among Long-Term Alcoholics." *Archives of General Psychiatry 41* July 1984.
134. Gregson, R. A. M., & Taylor, G. M., Prediction of relapse in men alcoholics. *Journal of Studies on Alcohol and Drugs* 38:17491759, 1977.
135. Harper C. B., Blumbergs P. C., "Brain Weights in Alcoholics," *Journal of Neurology, Neurosurgery, and Psychiatry* 45:838–840, 1982.
136. Hartmann, Ernest L., Alcohol and Sleep Disorders. In Pattison, E. M. and Kaufman, E., *Encyclopedic Handbook of Alcoholism.* New York, Gardner Press, 1982, pp. 180–193.
137. Jenkins, R. L. & Parsons, O. A., Recovery of Cognitive Abilities in Male Alcoholics. In *Currents in Alcoholism VII.* (M. Galanter, ed.), New York, Grune & Stratton, 1980, pp. 229–237.
138. Kissin, B., Biological Investigations in Alcohol Research. In *Research Priorities on Alcohol, Journal of Studies on Alcohol* [Suppl], 8:146–181, November, 1979.
139. Lishman W. A., "Cerebral Disorder in Alcoholism: Syndromes of Impairment." *Brain* 104:1–20, 1981.
140. MacVane, J., Butters, N., Montgomery, Kathleen, Farber, Jonathan, "Cognitive Functioning in Men Social Drinkers." *Journal of Studies on Alcohol 43* 81–95, 1982.
141. McCrady, Barbara S. PhD., Smith, Delia E., "Implications of Cognitive Impairment for the Treatment of Alcoholism," *Alcoholism: Clinical and Experimental Research,* Vol. 10, No. 2, March/April 1986.
142. Milam, J. and Ketcham, K., *Under the Influence.* Seattle, Washington, Madrona Publishers, 1981, pp. 6670.
143. Miller, M., Gorski, T. Miller, D., *Learning to Live Again.,* Independence, Missouri, Independence Press, pp. 98–101, 1980.
144. Page, R. D. and Schaub, L. H., "Intellectual Functioning in Alcoholics During Six Months' Abstinence." *Journal of Studies on Alcohol 38* 12401246, 1977.
145. Parker, Elizabeth S., and Parker, Douglas A., Towards an Epidemiology of Cognitive Deficits Among Alcohol Consumers. In *Cerebral Deficits in Alcoholism,* D. D. Wilkinson (ed.). Toronto, Canada, the Addiction Research Foundation, March 1979, pp. 21–46.
146. Parsons, O. A., "Neuropsychological Deficits in Alcoholics: Facts and Fancies." *Alcoholism: Clinical and Experimental Research,* 1:51–56, 1977.
147. Parsons, O. A. & Leber, W. R., "The Relationship Between Cognitive Dysfunction and Brain Damage in Alcoholics: Causal, Interactive, or Epiphenomenal?" *Alcoholism: Clinical and Experimental Research 5* 2, Spring, 1981, pp. 326–343.
148. Pishkin, Vladmir, Lovallo, William R., Bourne, Lyle E. Jr., "Chronic Alcoholism in Males: Cognitive Deficit As a Function of Age of Onset, Age, and Duration." *Alcoholism: Clinical and Experimental Research,* Vol. 9, No. 5, pp. 400–405, Sept./Oct. 1985.
149. Porjesz, B. and Begleiter, H., "Human Evoked Brain Potentials and Alcohol." *Alcoholism: Clinical and Experimental Research 5* 2 Spring, 1981, pp. 304317.
150. Porjesz, B. and Begleiter, H., Brain Dysfunction and Alcohol. In *The Pathogenesis of Alcoholism-Biological Factors,* Vol. 7, B. Kissin and Begleiter (eds.). New York, Plenum Press, 1983, pp. 415–483.
151. Ryan, C., Butters, N. & Montgomery, K., "Memory Deficits in Chronic Alcoholics: Continuities Between the 'Intact' Alcoholic and the Alcoholic Korsakoff Patient." In *Biological Effects of Alcohol,* H. Begleiter (ed.). New York, Plenum Press, 1978, pp. 701–718.

152. Ryan, C. & Butters, N., "Further Evidence for a Continuum-of-Impairment Encompassing Male Alcoholic Korsakoff Patients and Chronic Alcoholic Men." *Alcoholism: Clinical and Experimental Research, 4* No. 2, April 1980.
153. Ryan C., Butters N., Cognitive Deficits in Alcoholics. In *The Pathogenesis of Alcoholism-Biological Factors,* Vol. 7, B. Kissin and Begleiter (eds.). New York, Plenum Press, 1983, pp. 435–438.
154. Sanchez-Craig, M. and Wilkinson, D. A., Investigation of Brain Function in Alcoholics: A Methodological Critique. In *Cerebral Deficits in Alcoholism,* D. D. Wilkinson (ed.). Toronto, Canada, The Addiction Research Foundation, March 1979, pp.21–46.
155. Segal, B. M., Kushnarev, V. M., Urakov, I. G., Missionzhnik, E. U., "Alcoholism and Disruption of Activity of Deep Cerebral Structures." *Quarterly Journal of Studies on Alcohol* 31:587–601, 1970.
156. Sellers, E. M. & Kalant, H., Alcohol Withdrawal and Delirium Tremens. In *Encyclopedic Handbook of Alcoholism.* New York, Gardner Press, Inc., 1982, pp. 152–153.
157. Silberstein, J. A., and Parsons, O. A., Neuropsychological Impairment in Female Alcoholics. In *Currents in Alcoholism VII,* M. Galanter (ed.). New York, Grune & Stratton, 1980, pp. 481–495.
158. Small, J. Ed., *Alcohol and Cognitive Loss,* Special Supplement NIAAA's National Clearing House for Alcohol Information. Rockville, Maryland,
159. Tarter, R. E. & Alterman, A. I., "Neuropsychological Deficits in Alcoholics: Etiological Considerations." *Journal of Studies on Alcohol 45* 1, 1984, pp. 1–9.
160. Walker, D. W., et. al., "Neuroanatomical and Functional Deficits Subsequent to Chronic Ethanol Administration in Animals." *Alcoholism: Clinical and Experimental Research 5 2*, Spring, 1981, pp. 267–282.
161. Weiner, H., Hofer, M., & Stunkard, A. J. (eds.), *Brain, Behavior, and Bodily Disease.* New York, Raven Press, 1981.
162. Wellman, M., "The Late Withdrawal Symptoms of Alcohol Addiction." *Canadian Medical Association Journal,* 70:526–529, 1954.
163. Wilkinson, D. A. and Carlen, P. L., "Neuropsychological and Neurological Assessment of Alcoholism: Discrimination Between Groups of Alcoholics." *Journal of Studies on Alcohol,* 41:129–139, 1980.
164. Wilkinson, D. A. and Carlen, P. L., Relation of Neuropsychological Test Performance in Alcoholics to Brain Morphology Measured by Computed Tomography. In *Advances in Experimental Medicine and Biology, Vol. 126, Biological Effects of Alcohol,* H. Begleiter (ed.), 683–699, New York Plenum Press, 1980.
165. Zimberg, Sheldon, *The Clinical Management of Alcoholism.* New York, Brunner/Mazel Publishers, 1982, pp. 60–61.

DEVELOPMENTAL MODELS OF RECOVERY

Recovery has been conceptualized as a developmental process of repairing damage created by addictive disease, developing nonchemical coping mechanisms, changing personal identity, and developing new approaches to life and living. Initially it was believed that recovery was a "mirror image process" that simply reversed the damage that was created by the disease progression. It was later discovered that successful recovery demands not only the repair of past damage but also the development of entirely new coping skills, the development of a new personal identity and approaches to life and living. This skill acquisition is influenced by long-term toxicity that may require 6 to 18 months to stabilize. The following references review the basis of a developmental model of recovery from addictive disease.
166. Bean, M., "Alcoholics Anonymous I," *Psychiatric Annals,* 1975(a), 5(2), 7–61.
167. Bean, M. "Alcoholics Anonymous II," *Psychiatric Annals,* 1975(b), 5(3). 7–57.
168. Bean, Margaret, Clinical Implications of Models for Recovery from Alcoholism. In *The Addictive Behaviors,* Shaffer, Howard and Barry, Stimmel (eds.). The Haworth Press, Inc., 1984. Pp. 91–104.
169. Blane, H. T., Psychotherapeutic Approach. In *The Biology of Alcoholism: Treatment and Rehabilitation of the Chronic Alcoholic (Vol. 5),* B. Kissin and H. Begleiter (eds.). New York, Plenum, 1977, pp 150–160, 1977.
170. Brown, Stephanie, *Treating the Alcoholic: A Developmental Model of Recovery.* New York, John Wiley & Sons, 1985.
171. Forrest, Gary G., *Intensive Psychotherapy of Alcoholism.* Springfield, Illinois, Charles C. Thomas Publisher, 1984.
172. Gorski, Terence T., *The Developmental Model of Recovery: A Workshop Manual.* The CENAPS Corporation, Hazel Crest, Illinois, 1985.

173. Hazelden Foundation, Inc. *The Caring Community Series.* Center City, Minnesota, 1975.
   No. 1: *The New Awareness.*
   No. 2: *Identification.*
   No. 3: *Implementation.*
   No. 4: *The Crisis.*
   No. 5: *Emergency Care.*
   No. 6: *Dealing with Denial.*
   No. 7: *The New Understanding.*
   No. 8: *Winning by Losing—The Decision.*
   No. 9: *Personal Inventory & Planned Re-Entry.*
   No. 10: *Challenges to the New Way of Life.*
174. Miller, Merlene, Gorski, Terence T., and Miller, David K., *Learning to Live Again: A Guide to Recovery from Alcoholism.* Independence, Missouri, Independence Press, 1982, pp. 123–128.
175. Mulford, H., "Stages in the Alcoholic Process." *Journal of Studies on Alcohol,* 1977, 38(3), 563–583.
176. Rubinston, E., "The First Year of Abstinence: Notes on an Exploratory Study." *Journal of Studies on Alcohol,* 1981, 41(5), 577–582.
177. Tiebout, Harry M., "Therapeutic Mechanisms of Alcoholics Anonymous," *American Journal of Psychiatry,* 1947.
178. Wiseman, J. P., "Sober Comportment: Patterns and Perspectives of Alcohol Addiction." *Journal of Studies on Alcohol,* 1981, 42(1), 106–126.
179. Zimberg, N. E., Psychotherapy in the Treatment of Alcoholism. In *Encyclopedic Handbook of Alcoholism,* E. M. Pattison and E. Kaufman (eds.). New York, Gardner Press, 1982, pp. 999–1011.

AA AND RELATED SELF-HELP GROUPS

Alcoholics Anonymous (AA) and related self-help groups have been instrumental in assisting millions of people to recover from addictive disease. The books listed below are a partial listing of pertinent AA and related literature that is frequently used in self-help approaches to chemical and behavioral addictions.
180. Alcoholics Anonymous World Services, Inc., *Alcoholics Anonymous.* Alcoholics Anonymous World Services, Inc., 1955.
181. Alcoholics Anonymous World Services, Inc., *Alcoholics Anonymous Comes of Age.* Alcoholics Anonymous Publishing, Inc. (now known as A.A. World Services, Inc.), 1957.
182. Alcoholics Anonymous Publishing, Inc. (now known as A.A. World Services, Inc.). *Twelve Steps and Twelve Traditions.* Alcoholics Anonymous Publishing, Inc. (now known as A.A. World Services, Inc.), 1957.
183. Bill B., *Compulsive Overeater: The Basic Text for Compulsive Overeaters.* Comp Care Publications, Minneapolis, Minnesota, 1981.
184. Emotions Anonymous International. *Emotions Anonymous.* Emotions Anonymous International, 1978.
185. Narcotics Anonymous World Service Office, Inc. *Narcotics Anonymous.* C.A.R.E.N.A. Publishing Co., 1982.
186. Maxwell, Milton A., *The AA Experience.* New York, McGraw-Hill Book Company, 1984.

NUTRITION

Nutrition is an important aspect of recovery. Significant numbers of persons recovering from addictive disease are malnourished. Many suffer from hypoglycemia and diabetes. It is important to have a comprehensive guideline to the role of proper nutrition in recovery.
187. Ketcham, Katherine, and L. Ann Mueller, *Eating Right to Live Sober.* Seattle, Washington, Madrona Publishers, 1981.
188. Milam, James, and Ketcham, Katherine, *Under the Influence—A Guide to the Myths and Realities of Alcoholism.* Seattle, Washington, Madrona Publishers, 1981.

THE RELAPSE PROCESS

In 1935 the relapse rate among treated alcoholics was 98 percent. Only 2 percent of the treated alcoholics managed to recover by maintaining abstinence. In the early 1970s 40 to 60 percent of all treated alcoholics recovered. This dramatic improvement in recovery rates came directly from a more accurate understanding of alcoholism (The Disease Concept) and the application of this understanding to clinical practice. The relapse rate has remained virtually unchanged since 1970. In order to bring about significant improvements in recovery rates, systematic study of patients who fail to recover must be completed. From this information a new and improved understanding of relapse needs to emerge and be applied in practice. The following references attempt to document the emergence of a new understanding of the relapse process.

189. Armor, David J., Polich, Michael, Stambul, Harriet B., *Alcoholism and Treatment*. New York, John Wiley & Sons, 1978.
190. Baekland, F., Lundwall, L., & Kissin, B., Methods for the Treatment of Chronic Alcoholism: A Critical Appraisal. In Gibbons, J. G., Israel, Y., Kalant, H., Popham, R. E., Schmidt, W., & Smart, R. G., *Research Advances in Alcohol and Drug Problems*. New York, John Wiley & Sons, 1975.
191. Crewe, Charles W., *A Look at Relapse*. Center City, Minnesota, Hazelden Educational Materials, 1980.
192. Donovan, Dennis M. and Chaney, Edmund F., Alcoholic Relapse Prevention and Intervention: Models and Methods. In *Relapse Prevention: Maintenance Strategies in the Treatment of Addictive Behaviors*, Marlatt, G. Alan and Gordon, Judith R. (eds.). New York, The Gilford Press, 1985, pp. 351–416.
193. Emrick, C. D., A review of psychologically oriented treatment of alcoholism. 1. The use and interrelationships of outcome criteria and drinking behavior following treatment. *Quarterly Journal of Studies on Alcohol*, 35:523–549, 1974.
194. Gorski, Terence T., *The Dynamics of Relapse in the Alcoholic Patient*. Harvey, Illinois, Ingalls Memorial Hospital, September 1976.
195. Gorski, Terence T. and Miller, Merlene M., *Counseling for Relapse Prevention: The Workshop Manual*. Hazel Crest, Illinois, Human Ecology Systems, Inc., 1979.
196. Gorski, Terence T., "Dynamics of Relapse." *EAP Digest*, November/December 1980.
197. Gorski, Terence T., and Miller, Merlene, *The Phases and Warning Signs of Relapse*. Independence, Missouri, Herald House, Independence Press, 1984.
198. Gorski, Terence T., and Miller, Merlene, *Counseling for Relapse Prevention*. Independence, Missouri, Herald House Publishers, 1982, pp 43–75.
199. Grimmett, John O., *Barriers Against Recovery*. Center City, Minnesota, Hazelden Education Materials, 1982.
200. Helzer, J. E., Robins, L. N., Taylor, J. R., Carey K., Miller, R. H., Combs-Orme, T., & Farmer, A., The Extent of Long-Term Moderate Drinking Among Alcoholics Discharged from Medical and Psychiatric Treatment Facilities, *New England Journal of Medicine*, Vol. 312, No. 26, 1986.
201. Hoffman, Norman S., Belille, Carol A., McKenna, Thomas, Cator 1985 Report, St. Paul, Medical Education and Research Foundation, 1985.
202. Letieri, Dan J., Sayers, Mollie A., Nelson, Jack E., *NIAAA Treatment Handbook Series: Summaries of Alcoholism Treatment Assessment Research*. National Institute on Alcohol Abuse and Alcoholism, Rockville, Md., 1985.
203. Marlatt, G. Alan, Relapse Prevention: Theoretical Rationale and Overview of the Model. In *Relapse Prevention: Maintenance Strategies in the Treatment of Addictive Behaviors*, Marlatt, G. Alan and Gordon, Judith R. (eds.). New York, The Guilford Press, 1985, pp. 3–70.
204. Pickens, R. W., Hatsukami, D. K., Spicer, J. W., & Svikis, D. S., Relapse by Alcohol Abusers, *Alcoholism: Clinical and Experimental Research*, Vol 9, No. 3, 1985.
205. Robe, Lucy Barry, and Maxwell N. Weisman, Slips, Sobriety and the A. A. Program. In *Relapse/Slips*. Johnson Institute, 1983. Pp. 34–62.
206. Valles, Jorge, *From Social Drinking to Alcoholism*. Dallas, Texas, Tane Press, 1969. Pp. 89115.

著者

テレンス・T・ゴースキー (Terence T. Gorski, M. A.)

CENAPS® コーポレーション社長。米国イリノイ州ホームウッドにおいて研修とコンサルテーションを行っている。またイリノイ州ハーベイのインガルス記念病院のアルコール依存症治療センターを率いている。さらにイリノイ州フォート・シェリダンの陸軍において従業員援助プログラムを組織してきた。多数の米国内外のアルコール依存症治療プログラムの顧問を務めており,米国や各州で多くの講演を行っている。

マーレーン・ミラー (Merlene Miller, M. A.)

CENAPS® コーポレーションにおいて,アルコールや薬物依存症治療センターで用いられる心理教育プログラムや実施のためのテキストなどの開発にあたってきた。文才と専門知識をあわせもち,アルコール依存症や嗜癖に関する多くの著書がある。

ゴースキーとミラーとの共著として, Learning to Live Again-A Guide for Recovery from Alcoholism (生きなおしを学ぶこと-アルコール依存症からの回復ガイド) (デヴィッド・ミラーと), Family Recovery-Growing beyond Addiction (家族の回復-アディクションを克服しての成長), Counseling for Relapse Prevention (再発予防カウンセリング) が挙げられる。その他,多数の研修マニュアル,パンフレットや論文がある。

訳者

梅野 充 (うめの みつる)

精神科専門医・指導医
1965年神戸市出身, 1988年筑波大学第二学群人間学類, 2011年奈良県立医科大学医学部医学科卒業。東京都立精神保健福祉センター,都立松沢病院などにて依存症医療に取り組む。保健所や関係機関からの依頼による依存症関連の講演を多数行ってきた。現在,医療法人社団アパリ理事長,特定非営利活動法人東京ダルク理事,医療法人社団學風会さいとうクリニック非常勤医師,昭和女子大学非常勤講師,日本赤十字看護大学非常勤講師。主な著書に『対人関係とコミュニケーション』(共著,北樹出版, 2015),『入門・覚せい剤事件の弁護』(共著,現代人文社, 2008) などがある。

アルコール・薬物依存症の再発予防ガイド
―ソブラエティを生きる―

2018年11月21日　初版第1刷発行

著　者　テレンス・T・ゴースキー，マーレーン・ミラー
訳　者　梅野　充
発行者　石澤雄司
発行所　㈱星和書店
〒168-0074　東京都杉並区上高井戸1-2-5
電話　03（3329）0031（営業部）／03（3329）0033（編集部）
FAX　03（5374）7186（営業部）／03（5374）7185（編集部）
http://www.seiwa-pb.co.jp

印刷所　株式会社　光邦
製本所　鶴亀製本株式会社

Printed in Japan　　　　　　　　　　　　ISBN978-4-7911-0996-8

・本書に掲載する著作物の複製権・翻訳権・上映権・譲渡権・公衆送信権（送信可能化権を含む）は㈱星和書店が保有します。
・JCOPY 〈（社）出版者著作権管理機構 委託出版物〉
本書の無断複写は著作権法上での例外を除き禁じられています。複写される場合は，そのつど事前に（社）出版者著作権管理機構（電話03-3513-6969，FAX 03-3513-6979，e-mail：info@jcopy.or.jp）の許諾を得てください。

アディクション・ケースブック
「物質関連障害および嗜癖性障害群」症例集

ペトロス・ルヴォーニス，アビゲイル・J・ヘロン 編
松本俊彦 訳
A5判　304p　定価：本体2,700円+税

DSM-5の依存症・嗜癖関連障害の症例12例が提示され，診断と評価，治療の状況が描かれている。様々な物質の使用障害や嗜癖行動の概念や治療について具体的に書かれた嗜癖精神医学の入門書。

高機能アルコール依存症を理解する
お酒で人生を棒に振る有能な人たち

セイラ・アレン・ベントン 著
水澤都加佐 監訳　伊藤真理，会津亘，水澤寧子 訳
A5判　320p　定価：本体2,800円+税

病的な飲酒を続けながらも有能な仕事ぶりによって見過ごされてきた「高機能アルコール依存症者」。その実態と回復への道筋を当事者へのインタビューと調査研究に基づき詳説。当事者である著者自身の壮絶な体験も添えられる。

物質使用障害のグループ治療
TTM（トランス・セオリティカル・モデル）に
基づく変化のステージ治療マニュアル

メアリー・マーデン・ヴェラスケス，ゲイリン・ガディ・マウラー，
キャシー・クラウチ，カルロ・C・ディクレメンテ 著
村上優，杠岳文 監訳
A5判　332p　定価：本体3,500円+税

本書は，物質を乱用するクライエントにかかわる専門家のために，行動変化のトランスセオリティカルモデル（TTM）を基にし，変化のステージに適した治療プログラムを紹介する手引書である。

発行：星和書店　http://www.seiwa-pb.co.jp